Kaiserstraße 14 b
D-80801 München

ISBN: 978-3-89883-660-9

1. Auflage 2017
Projektleitung: Kathrin Ullerich
Lektorat: Ulrike Kraus
Grafische Gestaltung: Höflich & Eden, Berlin
Satz: Kerstin Duben
Herstellung: Frank Jansen
Producing: Jan Russok
Druck & Bindung: Lanarepro, I-Lana

Vermittelt durch die Agentur Altepost 2015, Klaus Altepost, D-48477 Hörstel

Die ZS Verlag GmbH ist ein Unternehmen der Edel AG, Hamburg.
www.zsverlag.de | www.facebook.com/zsverlag

THOMAS HOHENSEE

Selbstliebe macht *schlank*

Sorge für Dich selbst und Du erreichst
Dein Wohlfühlgewicht

Widmung

Ich widme dieses Buch den unbekannten HeldInnen des Alltags, zu denen die gehören, die es schaffen, trotz aller inneren und äußeren Widerstände ihr Wohlfühlgewicht zu erreichen und auf Dauer zu halten.

Ich widme dieses Buch Herrn A., einem ehemaligen Kollegen, dem dicksten Menschen, den ich je persönlich kennengelernt habe, der seine 150 (?) Kilo so graziös balancierte und zugleich einer der freundlichsten, höflichsten und humorvollsten Menschen war, die mir im Leben begegnet sind. Eines Tages riss es ihn um. Er wurde nicht alt. Damals wusste ich nicht, wie man lernen kann, sein Denken, Fühlen und Handeln so zu ändern, dass man wieder schlank und gesund wird.

Ich widme dieses Buch allen, die mir geholfen haben und weiter helfen, meine Probleme zu lösen, meine Träume zu verwirklichen, täglich dazuzulernen und dadurch glücklicher, gelassener und liebevoller (auch zu mir selbst) zu werden.

INHALT

Stellen Sie sich einmal Folgendes vor:

Sie haben Ihr Wohlfühlgewicht erreicht. Sie tragen die Kleidergröße, von der Sie seit Langem geträumt haben. Ihre alte Jeans passt wieder. Es fällt Ihnen leicht, sich zu bewegen. Ihre Gelenke sind frei. Ihr Körper fühlt sich wohl.

Andere bewundern Sie: „Wie hast Du das bloß geschafft? Und wie gut Du aussiehst!" Ihre Ärztin gratuliert Ihnen. Ihre Gesundheitswerte sind wieder normal. Aber viel mehr bedeutet Ihnen, dass Sie selbst spüren können, wie gut es Ihnen geht.

Sie sind unglaublich stolz auf sich. Nach einer Reihe erfolgloser Diäten ist es Ihnen endlich gelungen abzunehmen. Ihr Selbstvertrauen befindet sich auf einem Allzeithoch. Mit so viel innerer Kraft können Sie es kaum erwarten, Ihre nächsten Ziele in Angriff zu nehmen: „Wenn mir das gelungen ist, ist alles andere ein Kinderspiel!"

Sie hätten es niemals für möglich gehalten, dass man abnehmen kann, ohne sich zu quälen. Keine komplizierten Regeln, keine ellenlangen Vorschriften. Sie haben gegessen, was Sie wollten, und es hat Ihnen geschmeckt. Das Beste daran ist, dass Sie jetzt die leckersten Speisen ohne Reue und ohne schlechtes Gewissen genießen dürfen.

Schlank zu sein, fühlt sich für Sie richtig und selbstverständlich an. Sie haben zu Ihrem natürlichen Gewicht gefunden.

Auf dem Weg dahin mussten Sie nicht einmal schweißtreibende, anstrengende Fitnessprogramme absolvieren. Sie bewegen sich jetzt zwar mehr als früher, aber Sie tun es gerne und ohne Zwang. Sie merken, dass Bewegung Ihnen guttut. Deshalb bewegen Sie sich, nicht weil Sie es müssen. Das Wort „müssen" haben Sie inzwischen komplett aus Ihrem Wortschatz gestrichen.

Überhaupt sind Sie wieder viel aktiver. Ihr Leben ist interessanter, spannender und lustvoller geworden. Essen macht Ihnen immer noch Spaß, aber Sie kennen jetzt eine Menge weiterer Möglichkeiten, das Leben zu genießen. Täglich entdecken Sie neue.

Manchmal denken Sie zurück an die Zeit, als Sie noch dick waren. Im Grunde genommen sind Sie dankbar dafür, denn sonst hätten Sie sich niemals so positiv entwickelt. Jetzt wissen Sie aus eigener Erfahrung, wie wunderbar es ist, sich zu lieben und schlank zu sein.

KAPITEL

1

Selbstliebe *statt Diät*

WARUM DIESES BUCH ANDERS IST

70 Prozent der Männer und sogar 80 Prozent der Frauen waren 30 Jahre oder noch länger schlank, bevor sie übergewichtig wurden, und zwar in der Regel ohne Diäten, ohne Mühe und ohne Jo-Jo-Effekte.

Das bedeutet, dass man der großen Mehrzahl der Übergewichtigen nichts Neues beibringen muss („Wie ernähre ich mich richtig?"), denn im Grunde wissen sie bereits, wie man schlank bleibt. Es war für sie jahrzehntelang völlig selbstverständlich.

Diese Tatsache wird von vielen Diätbüchern ignoriert. Sie behandeln die Dicken wie Ahnungslose, die erst einmal lernen müssen, wie man Lebensmittel einkauft und was man zum Frühstück isst.

Untaugliche Lösungen verschärfen das Problem, vor allem wenn man stur an ihnen festhält. Das Brief Therapy Center in Palo Alto um den Psychotherapeuten Paul Watzlawick nannte diese erfolglose Handlungsmaxime „mehr desselben".

Seit 1969 gibt es etwa die „Brigitte-Diät". Ergebnis? 40 Mio. Menschen in Deutschland sind heute übergewichtig. Dass so viele ihre schlank machenden Essgewohnheiten irgendwann aufgegeben haben, ist natürlich nicht die Schuld dieser Frauenzeitschrift. Aber irgendjemandem hätte vielleicht einmal auffallen können, dass Diäten offensichtlich nicht der richtige Weg sind, zum natürlichen Gewicht zurückzufinden. Diätbücher beherrschen dennoch immer noch den Markt. Ständig kommen neue hinzu. Mehr desselben!

Dies ist kein Diätbuch. Kochrezepte und Kalorientabellen suchen Sie hier vergeblich. Dick sein ist zwar für 40 Mio. zur Regel geworden. Bei den meisten gab es jedoch Zeiten, in denen sie normalgewichtig waren. Wie Ihnen das mühelos gelungen ist, haben Sie vergessen, aber es ist irgendwo in Ihrem Unterbewusstsein vergraben. Wenn es Ihnen gelingt, Ihre früheren, schlank machenden Denk- und Verhaltensweisen zu reaktivieren, finden Sie unweigerlich zu Ihrem natürlichen Gewicht zurück. Aber auch wenn Sie Ihr ganzes Leben lang etwas „moppelig" waren, können Sie es schaffen – zum ersten Mal!

Der entscheidende Punkt ist, dass Übergewichtige mit der Zeit Einstellungen entwickelt haben, die jedes Schlanksein sabotieren. Erst wenn Sie Ihr Denken verändern, wird der Tausch Bauch gegen Taille zur Realität. Sie sind endlich (wieder) schlank.

Eine Methode, die beim Abnehmen fabelhaft hilft, ist die Kognitive Verhaltenstherapie (KVT). Nach einer schwedischen Studie haben die TeilnehmerInnen mithilfe der KVT innerhalb von zehn Wochen durchschnittlich 18 Pfund (!) abgenommen. Anderthalb Jahre später hatten 92 Prozent (!) ihr neues Gewicht gehalten oder sogar weiter reduziert.

Das sind sensationelle Zahlen, denn ohne KVT waren 50 bis 70 Prozent der Personen, die eine Diät begannen, unfähig, die Ernährungsumstellung ein Jahr lang durchzuhalten. Schlimmer noch: Die Mehrzahl war schon bald so dick wie zuvor oder hatte sogar noch zugenommen!

Kognitive Verhaltenstherapie ist ein Begriff, der vielleicht etwas kompliziert und abstrakt klingt. Aber Sie werden sehen, dass die Methode einfach zu verstehen ist und sehr viel mit Gefühlen und Selbstliebe zu tun hat. Sie ist für jeden wichtig, der sich verändern will. Ich setze sie mit großem Erfolg beim Coaching ein. Körper, Geist und Seele müssen kooperieren, damit Erfolge möglich werden.

Diätbücher versprechen, dass man mit der richtigen Ernährung zu einer schlanken Figur gelangt. Ach, wenn es doch so wäre! Bereits 1972 rief Robert Atkins die „Diät-Revolution“ aus. Aber weder die (gestrige) Atkins-Diät noch die Ananas-Diät, weder die im Moment angesagten „Fatburner-Smoothies“ noch die „Low-Carb-Küche“ können den Übergewichtigen helfen, wenn nicht auch das Denken und Fühlen verändert werden. In letzter Konsequenz sind es die Lebensmittel, die dick machen. Aber ob sie überhaupt in den Mund und dann in den Magen gelangen, hängt nicht von den Nudeln oder den Pralinen ab.

Deshalb erweist sich die Hoffnung, mit Diäten allein schlank zu werden (und zu bleiben!), so oft als Illusion. Egal ob man den Stoffwechsel mithilfe des Biorhythmus beeinflussen will, spezielle Hormone einnimmt oder die Darmflora reguliert: Derartige, zum Teil fragwürdige biologische Tricks klammern den Geist und die Gefühle aus und geben einzig dem Körper die Schuld, dass er dick wird. Dabei kann er nichts dafür und verdient im Gegenteil viel mehr Liebe, als ihm üblicherweise gegeben wird. Selbstbestrafungen in Form von Diäten oder anderen drakonischen Maßnahmen sind absolut kontraproduktiv. Niemand hält sie durch. Und das ist gut so!

Die Kognitive Verhaltenstherapie hat noch einen weiteren Vorteil. Sie ist getestet und hat sich bei vielen Problemen bewährt, so auch beim Abnehmen. Ehemalige oder noch Übergewichtige geben ebenfalls Ratschläge, wie man eine schlankere Figur erreichen kann. Ihre Stärke liegt in ihrer großen Überzeugungskraft. Ihre Schwäche ist, dass offenbleibt, ob der Erfolg von Dauer sein wird und ob die Strategien auch bei anderen wirken.

Mir fallen sofort einige Bücher prominenter Übergewichtiger ein, die eine Zeit lang abgenommen hatten, inzwischen jedoch längst wieder dick sind. Diese Misserfolge können dazu verführen, für alle Zukunft in Abrede zu stellen, dass es überhaupt möglich sei, dauerhaft abzunehmen. Solche entmutigenden Botschaften in die Welt zu setzen, ist kontraproduktiv, denn sie diskreditieren damit sämtliche Schlankheitsmethoden, auch die nachweislich erfolgreichen.

„Selbstliebe macht schlank“ überlässt es Ihnen, ob Sie eine Diät machen wollen oder eine individuelle Ernährungsweise bevorzugen. Wer die Psychologie erfolgreichen Abnehmens kennt, schafft es mit oder ohne Diät. Übergewichtige sorgen für sich selbst am besten, indem sie sich zum Abnehmen motivieren, das dafür nötige Selbstvertrauen entwickeln und alle inneren und äußeren Hindernisse auf dem Weg zum Wohlfühlgewicht überwinden. Sie belohnen sich mit einer guten Figur.

KÖRPER, GEIST UND SEELE GEHÖREN ZUSAMMEN

Körper, Geist und Seele bilden eine Einheit. Dennoch wird allzu oft so getan, als seien die überflüssigen Pfunde allein ein Problem des Körpers. Weit gefehlt! Der Körper tut nur das, was Geist und Seele ihm vorgeben. Jedem erfolgreichen Versuch, schlank zu werden, geht eine Änderung des Bewusstseins voraus.

Der arme Körper! Ständig wird er beschuldigt, gequält, schönheitsoperiert, herabgesetzt, beleidigt, in zu enge Schuhe, BHs und Hosen gepresst, ausgehungert, übersättigt und krank gemacht. Oft wird er zum Experimentierfeld für Alkohol, Drogen, Medikamente, Hormone, Zigaretten und Umweltgifte. Er soll funktionieren und ansonsten die Klappe halten.

Ist der Körper zu dick, ist das sein Problem. Seine Gene, sein Stoffwechsel, sein Verlangen nach Süßem: Immer ist es der Körper, der schuld ist. Es scheint so offensichtlich zu sein. Man braucht ja nur hinzusehen. Wer trägt denn die Pfunde? Der Körper! Doch stimmt das? Könnte es nicht sein, dass – wie bei einem Krimi – der Hauptverdächtige unschuldig ist, während sich der wahre Täter im Hintergrund verborgen hält?

Verlassen wir das ganze Feld von Anschuldigungen und Verdächtigungen. Das Einzige, was wir erkennen müssen, ist der Zusammenhang von Ursachen und Wirkungen. Niemand ist schuld. Keiner gehört auf die Anklagebank. Es genügt, wenn wir wissen, wo die Ursachenkette beginnt, die am Ende zum Übergewicht führt.

Bevor der Körper auch nur ein Gramm ansetzen kann, muss erst einmal Nahrung – egal welche – in den Organismus gelangen. Damit das passiert, muss die Hand zum Mund geführt werden. In ihr sollte sich etwas Nährendes befinden. Ein Glas Wasser würde nicht ausreichen. Wer steuert die Hand? Das Gehirn. Wer steuert das Gehirn? Die Gedanken. Und wer bestimmt, welche Gedanken befolgt werden und welche nicht? Das Bewusstsein. Es beobachtet sowohl die Außen- als auch die Innenwelt. Außerdem entscheidet es, was zu tun und zu lassen ist.

> *Solange die Entscheidungszentrale kein grünes Licht gibt, ist der Gedanke an Essen folgenlos.*

Die Ursachenkette führt also zum Bewusstsein als dem ersten Glied, das die Gewichtszunahme und -abnahme in Gang setzt. Ohne die Entscheidung, etwas zu essen, die Nahrungsaufnahme fortzusetzen oder zu beenden, können die Gedanken nichts ausrichten. Man mag sich noch so oft sagen „Geh zum Tisch und iss die Torte“: Solange die Entscheidungszentrale kein grünes Licht gibt, ist der Gedanke an Essen folgenlos.

Ohne den Gedanken, die Pizza zu kaufen, zu kauen und herunterzuschlucken, rühren sich weder Hände noch Kiefergelenke oder Schluckmuskulatur. Ohne die Nahrung im Magen können Gene, Hormone, Stoffwechsel, Drüsen und Fettzellen nichts ausrichten. Keine Entscheidung, kein Handeln, kein Essen, keine Gewichtszunahme. Der Magen bleibt leer. Der Körper nimmt ab. Er kann überhaupt nicht anders. Dass jemand von Luft, Licht und Liebe lebt, gibt es in der Fantasie. In der Welt der Materie gelten andere Gesetze.

Bevor Sie das Buch erschrocken zuklappen, möchte ich Ihnen sagen, dass Ihr Magen in Zukunft nicht leer bleiben muss. Sie wollen sich ja nicht zu Tode hungern. Das wäre doch schade um Sie und die vielen leckeren Genüsse, die möglich sind und die Sie sich in Zukunft ohne Reue gönnen sollen.

Körper und Geist haben wir nun zusammen. Fehlt nur noch die Seele. Was ist das eigentlich? Sie zu definieren, ist vielleicht unmöglich, aber sie lässt sich in wesentlichen Zügen beschreiben. Wenn wir sagen, etwas sei seelenlos, bedeutet das, dass keine Gefühle vorkommen. Kalt und seelenlos auf der einen, warm und gefühlvoll auf der anderen Seite. Ob die Seele den Körper überdauert, brauchen wir an dieser Stelle nicht zu diskutieren. Klar ist auf jeden Fall, dass die Seele unkörperlich ist. Man kann sie nicht sehen und nicht an die Wand nageln. Sie kann sich über den Körper ausdrücken, ist aber nicht mit ihm identisch.

Die Seele ist zusammen mit dem Bewusstsein die Instanz, die Ihnen helfen kann, Ihr Wohlfühlgewicht zu finden.

Es ist die Seele, die leidet, wenn der Körper zu dick ist. Nicht jede Emotion gehört ihr an. So ist die Gier nach immer mehr kein Ausdruck der Seele, sondern des unentwickelten Geistes. Angst, Depression oder Wut betreffen nicht die Seele, wohl aber Freude, Zufriedenheit und Liebe.

Die Seele ist zusammen mit dem Bewusstsein die Instanz, die Ihnen helfen kann, Ihr Wohlfühlgewicht zu finden. Sie brauchen nur auf sie zu hören. Ihr Innerstes sagt Ihnen genau, ob Sie weiteressen oder aufhören sollten. Ohne eine Seele würden Sie keine Reue empfinden, wenn Sie beim Essen wieder einmal übertrieben haben. Sie hätten kein schlechtes Gewissen. Es gäbe keinen inneren Kompass, an dem Sie sich orientieren könnten. Ohne Seele wären Sie aufgeschmissen. Nicht nur beim Essen.

Wenn die Gedanken und die Gefühle einbezogen werden, ist es für den Körper leicht, sein Wohlfühlgewicht zu erreichen. Körper, Geist und Seele bilden die Eckpfeiler erfolgreichen Abnehmens. Alle drei müssen auf das Ziel ausgerichtet sein und entsprechend zusammenarbeiten. Wird ein Teil vergessen, sabotiert er unter Umständen das Vorhaben, ohne dass es einem dies bewusst wird.

Am stärksten machen sich die widerstrebenden Gefühle bemerkbar. Ist einem das Abnehmen zu unangenehm, wird der Versuch früher oder später abgebrochen. Die wenigsten möchten sich auf dem Weg zu einer schlankeren Taille quälen. Deshalb ist es so wichtig, nicht nur das Ziel im Auge zu haben, sondern dafür zu sorgen, dass das Essen weiterhin Spaß macht und vor allem auch unkompliziert ist. Menschen sind sehr wohl bereit, sich zu ändern, vorausgesetzt, sie sind davon überzeugt, dass es sich für sie lohnt und die einzelnen Schritte ohne allzu großen Stress machbar sind.

Auf diese Weise nehmen die meisten Menschen Berufsausbildungen auf sich, erwerben eine Fahrerlaubnis, bringen Kinder zur Welt und ziehen sie groß, bauen ein Haus oder renovieren ihre Wohnung, auch wenn all diese „Projekte“ nicht immer einfach sind.

Die Gedanken spielen ebenfalls eine zentrale Rolle beim Abnehmen. Wer sich einredet, dass es besser ist, sich beim Essen keinerlei Limits aufzuerlegen, ist schnell auf der Verliererstraße. Auch die Erwartung, bestimmt wieder zu scheitern, wird mit hoher Wahrscheinlichkeit zu einer sich selbst erfüllenden Prophezeiung. Der Gedanke, das Schlankerwerden lieber auf unbestimmte Zeit zu verschieben, hilft auch nicht weiter.

So gibt es viele Überlegungen, die den Erfolg verhindern. Außenstehende sprechen manchmal von Ausreden. Aber solche kontraproduktiven Gedanken sind den Betreffenden oft überhaupt nicht bewusst. Sie wundern sich nur, warum es nicht klappt. Ein Blick hinter die „Kulissen“ fördert die Ursachen jedoch schnell zutage.

Sobald Körper, Geist und Seele harmonisch miteinander kooperieren, fallen die üblichen Probleme beim Abnehmen weg. Ihr Geist motiviert Sie, gibt Ihnen das nötige Selbstvertrauen und findet kreative Wege, mit allen Herausforderungen fertigzuwerden.

Ihre Seele jubiliert. Anstatt Reue und Leid zu empfinden, freut sie sich über jeden kleinen Fortschritt. In dem Maße, wie der Körper abnimmt, nimmt die Seele an Freiheit, Zufriedenheit und Glück zu. Ihr Körper fühlt sich wohl. Er bedankt sich mit größerer Beweglichkeit, schönerem Aussehen und besserer Gesundheit. Woche für Woche wird er schlanker, bis er das gewünschte Gewicht erreicht hat. Von da an hält er es bis ans Ende seiner Tage. Übergewicht gehört für immer der Vergangenheit an.

WAS GEGEN DIÄTEN SPRICHT

Solange Sie denken, dass Sie eine Diät machen müssen, um abzunehmen, hängen Sie einer Überzeugung an, die Sie davon abhält, eine schlankere Figur zu bekommen. Deshalb möchte ich Ihnen einige Gründe nennen, die gegen Diäten sprechen. Einer der schwerwiegendsten ist dieser:

Wer wiederholt an einer Diät scheitert, verliert den Glauben, dass es möglich sei, dauerhaft das gewünschte Gewicht zu halten. So ist es sogar einem renommierten amerikanischen Psychologen ergangen. In einem seiner neueren Bücher behauptet er mit größter Überzeugung, dass Schlankheitskuren Betrug seien. Seine Erfahrungen schidert er so: 30 Tage lang habe er eine Wassermelonen-Diät gemacht und dabei neun Kilo abgenommen. Er habe die ganze Zeit Durchfall gehabt. Nach drei Jahren habe er, so wie 80 bis 95 Prozent aller Diätpatienten, sein altes Gewicht wiedererlangt und sogar noch mehr zugelegt.

Daraus zieht er den Schluss, dass das Körpergewicht zu den Dingen gehört, die sich dauerhaft nicht ändern lassen.

Der Arme! Erst quält er sich einen ganzen Monat lang und am Ende hat er gar nichts davon. In fast schon heiligem Zorn feuert er eine Breitseite gegen das Abnehmen. Dabei schießt er über das Ziel hinaus.

Zwar trifft es zu, dass Diäten, besonders so einseitige wie er sie durchgeführt hat, mehr schaden als nutzen. Aber daraus zu schließen, abzunehmen sei unmöglich, geht bei allem Respekt für seine gequälte Seele zu weit. Seine negative Erfahrung beweist nur, dass er der falschen Methode gefolgt ist. Mal im Ernst: Welcher vernünftige Mensch kommt auf die Idee, 30 Tage lang nur Wassermelonen zu essen, obwohl seine Verdauung rebelliert und ihm signalisiert, dass er auf dem falschen Weg ist?

Vielleicht hätte er sich lieber an Moshé Feldenkrais, einem israelischen Bewegungspädagogen (1904–1984), orientieren sollen. Dieser hat nach einer Knieverletzung gelernt, sich so zu bewegen, dass er den Schaden kompensieren konnte. Einer seiner Grundsätze lautet, eine Bewegung so zu machen, dass man sie unbegrenzt fortsetzen könnte. Dieses Prinzip zügelt unbedachtes, extremes Verhalten.

> ***Bis man dick ist, dauert es eine Weile. Umgekehrt sollte man sich auch genug Zeit lassen.***

Wendet man diesen Gedanken aufs Essen an, scheiden automatisch alle Ernährungsweisen aus, die man nicht ein Leben lang beibehalten kann. So wäre auch unserem Wissenschaftler klar geworden, dass seine Wassermelonen-Diät mit einem Fiasko enden musste. Niemand würde sich ein Leben lang ausschließlich von Wassermelonen ernähren wollen.

Woran ist dieser Mensch wie so viele andere, die auf Diäten schwören, gescheitert? Er hat vor, während und nach seiner Rosskur seine Denk- und Essgewohnheiten keiner Prüfung unterzogen. Vielmehr ist er quasi ins kalte Wasser gesprungen. Nachdem er sich verkühlt hatte, reagierte er verschnupft. Da er sein gewohntes Denken und Verhalten überhaupt nicht veränderte, sondern lediglich für einen Monat suspendiert hatte, war die Erwartung völlig unrealistisch, durch eine vierwöchige Diät sein Gewicht für immer reduzieren zu können. Falsche Methode, falsche Schlussfolgerungen!

Zwei Aspekte finde ich bei seinem Selbstversuch noch bemerkenswert. neun Kilo in vier Wochen abzunehmen, ist mehr als das Doppelte dessen, was Experten empfehlen. Machen Sie das bitte nicht nach. Bis man dick ist, dauert es eine Weile. Umgekehrt sollte man sich auch genug Zeit lassen. „Eile mit Weile“ wäre eine gute Devise bei der Rückkehr zum natürlichen Gewicht.

Wer die Aussagen des mit seiner unsinnigen Diät gescheiterten Wissenschaftlers genau liest, stellt fest, dass zwar 80 bis 95 Prozent der Übergewichtigen vergeblich versuchten abzunehmen, fünf bis 20 Prozent es aber tatsächlich schafften. Wie gelingt diesen Menschen das, was den anderen unmöglich erscheint?

Statt seinen Zorn in die Welt zu schreien, hätte es einem Wissenschaftler gut angestanden, dieser Frage nachzugehen, anstatt zu behaupten, dass eine dauerhafte Änderung des Essverhaltens ausgeschlossen sei und kein Übergewichtiger jemals wieder schlank werden könne.

Außerdem hat er alle Studien ausgeblendet, die zu anderen Ergebnissen kommen. Mit der richtigen Methode werden und bleiben 92 Prozent der TeilnehmerInnen schlank. Wie? Bevor wir dazu kommen, hier noch weitere Gründe, die gegen Diäten sprechen:

Diäten schüren die Angst vor bestimmten „dick machenden“ Lebensmitteln.

→ „Verbotene“ Speisen feuern das Verlangen nach ihnen an. Richtig ist, dass kein einziges Lebensmittel dick macht. Es kommt immer auf die Menge an. Tabus helfen beim Abnehmen nicht weiter.

Diäten halten davon ab, die wahren Ursachen des Übergewichts zu erkennen und zu beseitigen.

→ Es ist die Einstellung zum Essen, die zu den überflüssigen Pfunden führt. Solange man sich nur mit Diäten beschäftigt, bleibt einem die Einsicht in die wirklichen Zusammenhänge verschlossen. Oft suchen Übergewichtige nach Lebensmitteln, die nicht dick machen. Aber es sind nicht die Kalorien, die das Übergewicht verursachen.

Diäten sind entgegen aller gegenteiligen Versprechungen oft zu zeitaufwendig, sodass sie sich auf Dauer nicht durchhalten lassen.

→ Bestimmte empfohlene Speiseöle, exotische Gemüse und Obstsorten, spezielle Gewürze und Süßmittel gibt es oft nur in Spezialläden oder im Versandhandel. Sich nach diesen Lebensmitteln die Hacken abzulaufen oder sie von der Post abzuholen – wer ist bei der Lieferung schon zu Hause? –, hält kaum jemand lange durch. Täglich, womöglich mehrmals zu kochen, können sich die wenigsten zeitlich leisten, mal abgesehen von der Tatsache, dass eine ganze Reihe von Menschen es überhaupt nicht versteht, Speisen selbst zuzubereiten. Auf dem Papier sehen die Ernährungstipps einfach aus, in der Realität nicht mehr.

Eine neue Diät wird oft voller Hoffnung und Begeisterung begonnen, aber der gute Vorsatz geht schnell wieder verloren.

→ Vom Prinzip her sind Diäten kurzlebig. Man quält sich ein paar Wochen, um danach wieder „normal" essen zu können. „Normal" essen heißt für Übergewichtige aber: so, dass man zunimmt. Deshalb bleiben sie im Zyklus von Zunehmen, Abnehmen, Zunehmen, Abnehmen gefangen. Das Einzige, was irgendwann dauerhaft abnimmt, ist der Glaube an Diäten.

Daher ist es besser, die dick machenden Ernährungsgewohnheiten von Anfang an so umzustellen, dass man die neue Lebensweise dauerhaft beibehalten kann.

In zahlreichen Situationen ist es schwierig bis nahezu ausgeschlossen, die Diät durchzuführen.

→ Das ist beispielsweise am Arbeitsplatz, im Urlaub, auf Feiern und in Restaurants der Fall. Hat man die Diät erst einmal unterbrochen, schafft man es meist nicht mehr, sie wiederaufzunehmen. Nehmen wir einmal an, Sie beschließen, Smoothies zur Grundlage Ihrer neuen Ernährungsweise zu machen. Was ist, wenn Ihr Mixer kaputtgeht? Suchen Sie sich Ihre Urlaubsorte danach aus, ob es dort Smoothies gibt? Füllen Sie sich jeden Tag ein paar Flaschen ab, um sie mit zur Arbeit und zu Geburtstagsfeiern zu nehmen?

Diäten stärken nicht das Selbstvertrauen.

→ Solange man davon überzeugt ist, es könne nur eine Diät sein, die schlank macht, konzentriert sich alles auf Lebensmittel. Die innere Einstellung bleibt unbeachtet.

Diäten fördern ein Entweder-oder-Denken.

→ Entweder Diät oder übergewichtig bleiben: So lautet das Credo der zahlreichen Diätgläubigen. In Wirklichkeit handelt es sich beim Abnehmen um einen kontinuierlichen Lernprozess, der von einer besonderen Ernährung unabhängig ist. Die Erfolge stellen sich umso sicherer ein, je mehr es gelingt, neue Denk- und Essgewohnheiten zu etablieren.

Schlanke Menschen machen keine Diät.

→ Sie essen nicht nach speziellen Vorschriften, sondern das, was ihnen schmeckt. Viele, die eine gute Figur haben, bewegen sich zu wenig und ernähren sich nicht biologisch-vollwertig. Trotzdem haben sie eine schmale Taille. Nicht alle Schlanken sind von der Natur begünstigt. Aber sie besitzen einen anderen Vorteil: Sie haben eine Einstellung zum Essen, die ihr Wohlfühlgewicht automatisch aufrechterhält.

Diäten machen abhängig.

→ Sobald die „richtigen" Lebensmittel nicht verfügbar sind, scheinen alle guten Vorsätze, schlank zu werden und zu bleiben, vergeblich zu sein. Trotzdem hoffen viele Übergewichtige, dass die nächste Diät endlich zum Erfolg führt.

Diäten verfestigen die falschen Vorstellungen, die in Bezug aufs Essen, auf Lebensmittel, auf Fitness und Bewegung bestehen.

→ Mal sind es Nudeln, mal ist es Weizenbrot, dann wieder Kartoffeln und natürlich Butter und Zucker, die dick machen. Muss man sich vollwertig ernähren? Soll man täglich ein schweißtreibendes Workout machen oder reicht dreimal in der Woche? Um solche Themen kreisen die Gedanken der Abnehmwilligen. Wöchentlich halten Frauenzeitschriften ihre Leserinnen darüber auf dem Laufenden, was sie tun müssen, um eine gute Figur zu bekommen.
Tatsächlich haben diese Fragen nicht die Bedeutung, die ihnen zugeschrieben wird. Wichtiger als die „richtigen" Lebensmittel oder das „richtige" Bewegungstraining ist die „richtige" Einstellung zum Essen und zum Leben.

AUF SELBSTFÜRSORGE KOMMT ES AN

Der Wunsch, endlich schlank zu sein, führt meist zu einer Diät, die als Selbstbestrafung erlebt wird. Kein Wunder, dass die Betroffenen regelmäßig scheitern. Bei ihrem Versuch abzunehmen, fehlt etwas ganz Entscheidendes: die Selbstliebe. Sich selbst zu lieben und sich wohlzufühlen, verdient die oberste Priorität, gerade wenn es darum geht, etwas für das Aussehen und die Figur zu tun. „Wer schön sein will, muss leiden" ist ein Satz, den Sie guten Gewissens aus Ihrem Gedächtnis streichen dürfen.

Selbstliebe im Dienste des Wohlfühlgewichts hat mehrere Komponenten. Als Erstes wäre da die Selbstmotivation. Ohne den klaren Wunsch, schlank zu sein, ist jeder weitere Versuch zwecklos. Die Vorteile des Wohlfühlgewichts sind jedoch so offensichtlich, dass es leichtfällt, sich dafür zu entscheiden. Eine deutliche Begeisterung für das Ziel ist am Anfang besonders wichtig, selbst wenn Sie sich nicht sicher sind, es diesmal zu schaffen. Bei den allermeisten Übergewichtigen hat das Selbstvertrauen durch zahlreiche vergebliche Diäten erheblich gelitten. Aber mit den richtigen Mitteln lässt es sich wiederherstellen.

Sobald Sie die Selbstmotivation, das nötige Selbstvertrauen, die Selbstsicherheit und eine dem Ziel förderliche Einstellung auf die Reihe gebracht haben, fehlen Ihnen nur noch feste Entschlossenheit und die

Beseitigung letzter Zweifel. Aufschieberei stellt bei vielen Vorhaben ein großes Hindernis dar, so auch beim Abnehmen. Klar ist, dass die Ernährungs- und Bewegungsgewohnheiten geändert werden müssen. Sonst bliebe alles beim Alten.

Die meisten wissen heute, wie sie sich ernähren und bewegen müssten, um schlank zu werden. Daran scheitert kaum noch jemand. Wenn es nur nicht so schwer wäre, das Wissen in die Tat umzusetzen! Eine Diät kann, muss aber nicht sein. Es genügt, in kleinen Schritten weniger zu essen. Dasselbe gilt bei Bewegung: Sie brauchen kein schweißtreibendes Workout und kein teures Fitnessstudio. Minimale sanfte Veränderungen erleichtern den Einstieg in neue Gewohnheiten. Die Entschlossenheit wächst, wenn Sie merken, dass das Essen weiterhin Spaß macht und Bewegung lustvoll sein kann.

Jeder kann und muss sich selbst helfen. Die zwei Wochen in der Fastenklinik bei Wasser und trockenem Brot sind nichts gegen die 50 übrigen Wochen des Jahres. Mit „Selbstliebe macht schlank" können Sie Ihr eigenes Programm zur Erlangung des Wohlfühlgewichts erstellen. Am Ende jedes Kapitels finden Sie eine Zusammenfassung und Fragen, die Impulse zum Selbstcoaching geben. Ihre individuellen Bedürfnisse finden Berücksichtigung. Deshalb fühlen Sie sich von Anfang an wohl. Kein Zwang, kein Stress, sondern pures Vergnügen beim Schlankwerden. Ihr Wohlbefinden steigert sich von Tag zu Tag.

Selbstliebe kennt keine Grenzen: Das Erreichen des Wohlfühlgewichts ist erst der Anfang. Wer es endlich geschafft hat, abzunehmen und das neue Gewicht zu halten, platzt fast aus allen Nähten, aber nicht, was den Körperumfang betrifft, sondern aufgrund des gewachsenen Selbstvertrauens. Was gilt es als Nächstes zu verbessern? Die Partnerschaft? Den Berufsweg? Den Wunsch nach mehr Entspannung? Mancher wird durch sein Wohlfühlgewicht erst richtig auf den Geschmack kommen. Nach einem rundum guten Leben!

Das Wichtigste in wenigen Sätzen

Übergewicht ist nicht nur ein Problem des Körpers. Er tut nur das, was Geist und Seele ihm vorgeben. Jedem erfolgreichen Versuch, schlank zu werden, geht eine Änderung des Bewusstseins voraus.

Bevor der Körper auch nur ein Gramm ansetzen kann, muss die Nahrung in den Organismus gelangen. Was und wie viel Nahrung er bekommt, entscheidet nicht der Körper, sondern der Verstand.

Die Seele ist zusammen mit dem Bewusstsein die Instanz, die Ihnen hilft, Ihr Wohlfühlgewicht zu finden. Ihr Innerstes sagt Ihnen, ob Sie weiteressen oder aufhören sollten.

Diäten halten davon ab, die wahren Ursachen des Übergewichts zu erkennen und zu beseitigen. In der Praxis ist es oft schwierig, sie durchzuführen. Schlanke Menschen machen keine Diäten.

Diäten werden häufig als Selbstbestrafung erlebt. Wenn die Selbstliebe beim Abnehmen fehlt, ist das Scheitern vorprogrammiert. Das Gleiche gilt für Sport und Bewegung.

Werden Gedanken und Gefühle einbezogen, ist es für den Körper leicht, zum Wohlfühlgewicht zu finden und dauerhaft schlank zu bleiben.

Hand aufs Herz: Sorge ich für mich?

Welche Erfahrungen haben Sie mit Diäten gemacht?

....

....

Woran sind die Diäten bei Ihnen gescheitert?

....

....

Spricht etwas gegen Diäten? Wenn ja, was?

....

....

Waren Sie früher schlank? Seit wann sind Sie „fülliger"?

....

Wie erklären Sie sich, dass Sie übergewichtig geworden sind?

....

....

Ist das Übergewicht Ihrer Meinung nach nur ein Problem des Körpers?

....

....

Müssen Sie etwas tun, um zuzunehmen, oder passiert das von allein?

....

....

Warum könnte das Denken (die Einstellung) eine Rolle beim Abnehmen spielen?

....

....

Wie wichtig sind die Gefühle bei der Frage, wann, was und wie viel Sie essen?

....

....

Glauben Sie, dass die Gedanken und die Gefühle beim Abnehmen einbezogen werden müssen? Wenn ja, warum?

....

....

Meiden Sie bestimmte Lebensmittel, weil sie dick machen?

....

Nehmen wir einmal an, Sie müssten jemandem Tipps geben, wie man stetig zunimmt: Was würden Sie dieser Person empfehlen?

....

....

....

Was würden Sie einem anderen raten, der abnehmen möchte?
Wie, meinen Sie, könnte die Person es mit Sicherheit schaffen?

....

....

....

Wie könnte es dieser Person gelingen, für immer schlank zu bleiben? Was würden Sie ihr vorschlagen?

....

....

....

....

Hat das Körpergewicht etwas damit zu tun, ob man gut für sich sorgt? Wenn ja, was?

....

....

Halten Sie es für möglich, dass Selbstliebe Ihnen dabei helfen könnte, Ihr Wohlfühlgewicht zu erreichen?

....

....

Wie müssten Sie denken, um sich beim Essen über die kleineren Portionen zu freuen?

....

....

KAPITEL

2

Ich bin zu dick:

Jetzt sorge ich für mich

MAL EHRLICH: BIN ICH ZU DICK?

Die Frage, ob Sie zu viele Pfunde angesetzt haben, können nur Sie selbst beantworten. Sie entscheiden, ob Sie zu dick sind. Jeder Mensch hat seine eigene Konstitution. Einige sind kräftiger gebaut als andere. Sie haben von Natur aus breitere Schultern und eine breitere Hüfte. Ihre Knochen sind größer und dicker. Deshalb werden diese Menschen niemals zierlich aussehen. Ihre natürliche Figur hat ein bestimmtes Volumen.

Der Begriff „schlank" umfasst daher ein breites Spektrum. Die einen sind von Natur aus mager, andere verkörpern den Idealtyp und schließlich sind da die etwas Rundlicheren, was aber keine Umschreibung für einen großen Bauchumfang sein soll.

Abstrakt lässt sich schwer definieren, was „schlank" bedeuten soll. Es ist eher ein Rahmen, wie ihn der Body-Mass-Index (BMI) – dazu gleich mehr – mit 18,5 bis 25 absteckt. Jedoch verfügen Sie über einen Bezugspunkt, der sehr konkret ist und Ihr persönliches Potenzial erkennen lässt. Bevor Sie dick wurden, hatten Sie eine Figur, die Ihr natürliches Gewicht widerspiegelte. Daran können Sie sich orientieren.

„Schlank sein" sollte kein abstraktes, von außen vorgegebenes Ziel sein, sondern etwas, das Sie jahre-, oft sogar jahrzehntelang bereits mühelos, das heißt ohne Diäten, erreichen konnten.

Ihr natürliches Gewicht entnehmen Sie keiner Tabelle. Sie finden es in Ihrer Biografie, in Ihren Erinnerungen und auf Fotos. Wenn Sie ein Vorbild suchen, brauchen Sie keine Bilder aus Zeitschriften auszuschneiden. Sie können auf Fotos von sich selbst zurückgreifen, und zwar aus der Zeit, als Sie noch natürlich schlank waren. Wenn Sie wollen, können Sie eines davon an einen für Sie gut sichtbaren Platz hängen, damit Sie es täglich vor Augen haben.

Indem Sie sich an Ihre frühere Figur erinnern, nimmt Ihr Ziel konkrete Formen an. Aber auch wenn Sie zu der Minderheit gehören, die noch nie im Leben schlank war, können Sie es werden. Seien Sie gespannt auf eine neue Erfahrung.

Übergewicht objektiv zu bestimmen, ist nicht so einfach. Es existieren verschiedene Indices, die die überflüssigen Pfunde zählbar machen wollen. Der zurzeit bekannteste dürfte der Body-Mass-Index (BMI) sein, den die Weltgesundheitsorganisation (WHO) verwendet. Dabei werden Körpermasse (in Kilogramm) und Körpergröße (in Metern) ins Verhältnis gesetzt (kg/m^2). Bei einem BMI von 25 spricht man von Übergewicht, ab 30 von Fettsucht. Das Normalgewicht liegt zwischen 18,5 und 25.

Klassifizierungen wie diese sind problematisch. Danach wäre jemand mit einem BMI von 24,9 normalgewichtig, mit 25,1 jedoch übergewichtig. Auf dem Papier mag das Sinn machen. Würde man die beiden Personen jedoch nebeneinanderstellen, wäre der Unterschied wohl nicht sichtbar.

Ich erwähne den Body-Mass-Index hier überhaupt nur, weil er in der Literatur so verbreitet ist und einen Anhaltspunkt bietet, wenn man sich quantitativ über das Dicksein unterhalten will. Ansonsten halte ich den BMI nicht für das Maß aller Dinge. Bei der Frage, ob man sich für dick, dünn oder normalgewichtig hält, spielen andere Kriterien eine viel wichtigere Rolle. Zum Beispiel könnten Sie sich fragen: Fühle ich mich mit meinem Gewicht wohl? Komme ich zu Fuß, ohne zu schnaufen, zügig bis in den fünften Stock eines Hauses?

Bin ich es leid, meine Figur, insbesondere meinen Bauch, durch die Wahl bestimmter Kleidung zu kaschieren („Schwarz macht schlank“)? Dient mein Gewicht meiner Gesundheit oder wäre ich mit weniger Pfunden in einer besseren körperlichen Verfassung?

Solche Fragen sind oftmals geeigneter, um sich eine Meinung über den eigenen Umfang zu bilden. Aber auch sie weisen nur auf mögliche Probleme hin. Letztendlich muss jeder selbst entscheiden, wo er oder sie sich in einem Spektrum, das von extrem unterernährt bis weltrekordverdächtig adipös reicht, einordnen will.

Ich habe jedenfalls nicht die Absicht, Ihnen vorzuschreiben, wie viel Sie wiegen sollen. Ihr Bauch gehört Ihnen! Es ist Ihre Sache, ob Sie zu- oder abnehmen oder so bleiben wollen, wie Sie sind. Wer abnehmen möchte, kann es mithilfe dieses Buchs schaffen. Wer das nicht will, der lässt es sein. Für mich wäre das kein Grund, sich aufzuregen.

Egal für welches Körpergewicht Sie sich entscheiden: Ihr Selbstwertgefühl sollte in keinem Fall unter Ihrer Figur leiden. Sie sind okay so, wie Sie sind, unabhängig davon, wie viel Sie auf die Waage bringen.

Falls es Ihnen schwerfällt, sich mit Ihrem derzeitigen Aussehen zu lieben oder doch wenigstens zu akzeptieren, würde ich Ihnen ein anderes Buch von mir empfehlen: „Der innere Freund. Sich selbst lieben lernen“; denn es wäre aus meiner Sicht falsch, wenn Sie mit Ihrer Selbstakzeptanz warten wollen, bis Sie schlank sind.

Das Kapitel in Kürze

Sie entscheiden, ob Sie zu dick sind und ob Sie abnehmen wollen.

Schlank sein muss für Sie nicht dasselbe bedeuten wie für eine andere Person.

Falls Sie früher einmal schlanker waren, haben Sie einen Anhaltspunkt, was für Sie möglich ist.

Wichtiger als der Body-Mass-Index ist die Frage, ob Sie sich mit Ihrem Körpergewicht wohlfühlen.

Gehen Sie freundlich mit sich um, egal ob Sie Ihre Idealfigur haben oder übergewichtig sind. Lieben Sie sich bedingungslos.

Immer mehr Menschen werden immer dicker. Sie können diesen Trend für sich persönlich stoppen.

Der wahre Test: Fühle ich mich wohl?

Sind Sie Ihrer Meinung nach zu dick?

....

Woran merken Sie, dass Sie übergewichtig sind?
Zeigt es Ihre Waage an? Sehen Sie es im Spiegel? Passen Sie noch in Ihre Kleidung? Ist der Body-Mass-Index Ihr Maßstab?

....

....

....

Wissen Sie, wie viel Sie aktuell wiegen?

....

Wiegen Sie deutlich mehr als früher?

....

....

Wo an Ihrem Körper nehmen Sie das Übergewicht wahr?

....

....

....

Vermeiden Sie es, Treppen zu steigen oder andere körperliche Anstrengungen auf sich zu nehmen?

....

....

....

Verstecken Sie Ihre Figur durch die Wahl Ihrer Kleidung?

....

....

....

Wären Sie mit weniger Pfunden in einer besseren körperlichen Verfassung?

....

....

....

Was sagen andere zu Ihrer Figur, insbesondere zu Ihrem Gewicht?

....

....

....

Wie reagieren Sie auf diese Kommentare?

....

....

....

Haben Sie ein gutes Gefühl, wenn Sie in den Spiegel schauen? Falls nicht, was stört Sie?

Sind Sie glücklich, was Ihre Figur angeht?

Fühlen Sie sich mit Ihrem Gewicht wohl?

KAPITEL

3

Selbstmotivation:

Ich will schlank sein

DIE VORTEILE DES WOHLFÜHLGEWICHTS

Das Abnehmen beginnt mit einem Traum. Die meisten, die sich Ziele setzen, sind viel zu schnell bei der Frage nach dem Wie. Nehmen Sie sich bitte erst einmal Zeit, davon zu träumen, dass Sie Ihr Wohlfühlgewicht gefunden haben.

- → Was wäre anders als jetzt?
- → Wie würden Sie aussehen? Im Gesicht, am Bauch, an der Hüfte, an den Beinen und Armen?
- → Wie fühlen Sie sich, wenn Sie wieder schlank sind?
- → Bewegen Sie sich anders?
- → Was hätte ich noch geändert?
- → Welche Kleidergröße hätten Sie wieder?
- → Woran merken Sie besonders, dass Sie Ihr Wohlfühlgewicht haben?
- → Woran fällt es Ihnen zuerst auf?
- → Was ist es für ein Gefühl, am Ziel Ihres Wunschs zu sein?
- → Wie groß ist Ihre Freude, wenn Sie feststellen, dass Sie nach ein, zwei oder fünf Jahren immer noch schlank sind – und das ohne Diäten?

Malen Sie sich Ihr Wohlfühlgewicht in sämtlichen Einzelheiten aus. Schwelgen Sie in den schönen Gefühlen. Vergleichen Sie diesen Traum mit Ihrem gegenwärtigen Befinden. Nur wenn aus diesem Vergleich der unbändige Wunsch entsteht „Ich will, dass es mir richtig gut geht", lohnt es sich, ganz konkret zu überlegen, was Sie tun können, damit der Traum wahr wird.

Kein Wunsch wird Wirklichkeit, ohne dass zeitweise Zweifel und Hindernisse auftauchen. Diese lassen sich leichter überwinden, wenn Sie wissen, wofür Sie die eine oder andere Mühe auf sich nehmen. Getragen von Ihrem starken Wunsch, gelangen Sie trotz aller Hürden ans Ziel.

Denken Sie an etwas, das Sie nur geschafft haben, weil Sie es unbedingt erreichen wollten. Das könnte ein Berufsabschluss, eine große Reise, ein sportlicher Wettkampf, die Suche nach Ihrem Traummann/Ihrer Traumfrau oder etwas Ähnliches sein. Alle großen Träume bringen eine Menge Schwierigkeiten mit sich. Sonst wären sie keine. Um eine Palette Joghurt zu kaufen, brauchen Sie nur in Ihr Auto zu steigen, zum nächsten Supermarkt zu fahren und die Ware an der Kasse zu bezahlen. Normalerweise gelingt das reibungslos. Es ist eben kein großer Traum. Aber wenn Sie endlich doch noch Ihren Traumberuf ausüben wollen, ist das unter Umständen etwas anderes. Und wenn Sie für immer Ihre Traumfigur haben wollen, müssen Sie bereit sein, alles dafür Notwendige zu tun. Der Traum muss es Ihnen wert sein. Halten Sie sich deshalb sämtliche Vorteile vor Augen, die Sie durch Ihr Wohlfühlgewicht haben werden.

Grundsätzlich lassen sich die Vorteile des Schlankseins in drei Worten zusammenfassen: schöner, gesünder und freier. Wer schön ist, definieren nicht die Frauen- oder Männermagazine. Diese sind nur erfolgreich, wenn sie den Geschmack ihrer LeserInnen treffen. Die Möglichkeiten, seinen eigenen Look zu kreieren, sind heute größer als vor einigen Jahrzehnten, als das Wort „Modediktat" noch seine Berechtigung hatte. Wenn ich mich in Berlin, der Stadt, in der ich lebe, umsehe, habe ich nicht den Eindruck, dass die Menschen hier uniform gekleidet sind. Sie stylen sich, wie sie wollen, und ignorieren Trends, die ihnen nicht gefallen. Auf viele haben die Vorbilder der Hochglanzillustrierten so gut wie keinen Einfluss mehr.

Unabhängig von Modemagazinen dürfte es wenige Übergewichtige geben, die davon überzeugt sind, mit ihren „Pölsterchen“ an Bauch, Kinn und Rücken besser auszusehen als ohne. Sie nehmen es bestenfalls hin, weil sie glauben, dagegen machtlos zu sein.

Der Kauf neuer Kleidung führt spätestens in der Umkleidekabine zu einer Konfrontation mit der eigenen Figur. Zwar hat sich die Textilbranche auf den Umfang ihrer KundInnen eingestellt. Weit geschnittene Hosen, Hemden und Pullover zu finden, stellt kein großes Problem mehr dar. Trotzdem ist der Einkauf nicht unbedingt ein Vergnügen, weil man – jedenfalls für Augenblicke – sehen muss, was man aus seinem Körper gemacht hat.

Das Wohlfühlgewicht wirkt sich positiv auf das Aussehen aus. Gesicht und Körper bekommen wieder deutlichere Konturen. Es ist leichter, sich attraktiv zu kleiden, so wie es früher möglich war, als man noch schlank war. Wie die Weltgesundheitsorganisation sagt, ist Gesundheit der Zustand völligen körperlichen, seelischen und sozialen Wohlbefindens und nicht nur das Freisein von Krankheit und Gebrechen. Gesundheit geht also über ärztlich ermittelte Messwerte weit hinaus. Wer wirklich gesund ist, spürt dies. Es fühlt sich gut an.

Die Rückkehr zum natürlichen Wohlfühlgewicht dürfte für viele ein großer Schritt zu besserer Gesundheit in diesem Sinne sein. Das körperliche Wohlbefinden steigt. Die Organe und Gelenke werden entlastet. An der Tatsache, dass die dicksten Menschen der Welt mehr als 500 Kilo wiegen, kann man sehen, wie viel der Körper verzeiht. Aber irgendwann fordert das Übergewicht seinen Tribut.

Der Körper liebt es, schlank zu sein, weil er dann beweglicher, ausdauernder und schneller ist. Bücken, Treppensteigen und Laufen fallen leichter. Und die Verbesserung dieser Fähigkeiten führt zu größerem Wohlbefinden.

Menschen streben nach Freiheit und Selbstbestimmung. Diesem Drang läuft die Abhängigkeit von süßen, fetten Speisen zuwider. Wer ihnen nicht widerstehen kann, genießt zwar für relativ kurze Augenblicke die kleinen und großen Leckereien, fühlt sich aber zugleich als Gefangener seiner Essgewohnheiten.

Wer bestimmt wen? Das Essen den Menschen oder der Mensch das Essen? Wenn man an keiner Bäckerei und keinem Würstchenstand vorbeikommt, ohne Nein zu sagen, ist dies das Eingeständnis einer gewissen Sucht. Das Verhalten, die Tafel Schokolade aufessen und die Weinflasche leer machen zu müssen, ist zwanghaft. Man hat die Kontrolle über sein Essverhalten verloren. Sie zurückzugewinnen, ist befreiend.

Der Körper liebt es, schlank zu sein, weil er dann beweglicher, ausdauernder und schneller ist.

Für einen meiner Klienten war das negative Vorbild seiner Eltern der wichtigste Grund, um abzuspecken. Sowohl seine Mutter als auch sein Vater waren im Alter stark übergewichtig und entsprechend krank. Dieses Schicksal wollte sich mein Klient ersparen.

Er wollte davon wegkommen, dass das Essen und Trinken sein Leben beherrschte. Das Gefühl, keine Kontrolle mehr über sein Essverhalten zu haben, missfiel ihm. Er befand sich in einem Kreislauf von ungezügelter Lust auf Süßigkeiten und Wein und darauffolgender Reue über die zunehmende Fülle seines Bauchs.

Oft sieht man die Nachteile übermäßigen Essens stärker bei anderen als bei sich selbst. Man beobachtet, wie schwerfällig sich Übergewichtige bewegen, besonders bei Hitze. Wie unvorteilhaft Menschen mit Doppelkinn und überdimensionierten Beinen, Armen und Bäuchen aussehen, bemerken auch diejenigen, die selbst einige Pfunde zu viel mit sich umherschleppen.

Die negative Seite des zu vielen Essens wird besonders im Alter deutlicher, wenn der Körper die Belastungen schlechter kompensieren kann. Daher kann es schon eine Überlegung wert sein, ob man wirklich so werden will wie die stark Beleibten, die man täglich sieht, oder so enden möchte wie die Übergewichtigen, die sich in späteren Jahren häufig mit Diabetes und anderen gesundheitlichen Folgen ihres übermäßigen Essens plagen müssen.

Grundsätzlich haben Sie zwei Möglichkeiten, sich zum Abnehmen zu motivieren. Entweder halten Sie sich die Gefahren des Übergewichts vor Augen oder Sie erinnern sich immer wieder an die Vorteile einer schlanken Figur. Beides kann funktionieren. Wesentlich angenehmer ist es jedoch, sich vorzustellen, wie wunderbar es wieder sein wird, eine schlankere Taille zu haben.

Selbstmotivation in Kurzform

Abnehmen beginnt mit einem Traum.

Vergleichen Sie den Traum von einem schlanken Körper mit Ihrer momentanen Wirklichkeit.

Halten Sie sich bei jeder Mahlzeit vor Augen, warum Sie gerne anders essen und trinken als bisher.

Der unbändige Wunsch, wieder schlank zu sein, trägt Sie durch alle schwierigen Phasen beim Abnehmen.

Es sind nicht die MeinungsmacherInnen, die das Schlanksein erfunden haben. Jeder hat ein natürliches Gespür dafür, dass es sich richtig anfühlt, schlank zu sein.

Abnehmen bedeutet, dem Traum näherzukommen.

Selbstcoaching: Will ich schlank sein?

Wie motiviert sind Sie, Ihr Wohlfühlgewicht zu erreichen?
Wo würden Sie sich auf einer Skala von 1 bis 10 einordnen?
1 bedeutet, dass Sie keinerlei Interesse haben abzunehmen.
10 heißt, dass Sie total motiviert sind.

1 2 3 4 5 6 7 8 9 10

Was fehlt Ihnen noch, damit Sie „10“ sagen können?
Was würde Ihnen auf der Skala einen Punkt mehr bringen?

....

....

Sind Sie bereit, sofort etwas zu tun, um schlanker zu werden?
Falls ja, warum möchten Sie unbedingt abnehmen?
Nennen Sie mindestens drei Gründe.

....

....

....

Stellen Sie sich vor, Ihr Traum vom Wohlfühlgewicht würde wahr.
Welche Vorteile sehen Sie darin?

....

....

....

Warum lohnt es sich für Sie, wieder schlank zu werden?

Warum sind Ihnen diese Vorteile wichtig?
Was würden Sie dadurch gewinnen?

Wollen Sie schlank sein?

Träumen Sie täglich, besonders wenn Sie in Gefahr sind aufzugeben, von Ihrem Wohlfühlgewicht und den damit verbundenen Freuden?

Was wäre anders als jetzt?

Wie würden Sie aussehen – im Gesicht, am Bauch, an der Hüfte, an Beinen und Armen?

Wie fühlen Sie sich, wenn Sie wieder schlank sind?
Wie bewegen Sie sich dann?

....

....

Was hätte sich noch verändert?
Welche Kleidergröße hätten Sie?

....

....

Was ist es für ein Gefühl, es geschafft zu haben, Ihren Traum zu verwirklichen?

....

....

Wie groß ist Ihre Freude, wenn Sie feststellen, dass Sie nach ein, zwei, fünf und zehn Jahren immer noch schlank sind?

....

....

Malen Sie sich Ihren schlanken Körper in allen Einzelheiten aus.
Schwelgen Sie in den schönen Gefühlen.

....

....

....

....

KAPITEL

4

Selbstvertrauen: *Ich kann schlank sein*

ICH WAR NICHT IMMER SO FÜLLIG

Seinen Lebensweg kann man unterschiedlich darstellen. Im Bewerbungsgespräch für eine offene Arbeitsstelle konzentriert sich das Gespräch auf die Ausbildung und die bisherigen beruflichen Erfahrungen. Veröffentlicht ein Prominenter seine Memoiren, erzählt er, wann und wo er geboren wurde, wer seine Eltern waren und wie er es geschafft hat, reich und berühmt zu werden. Das Ganze vielleicht noch garniert mit seinen amourösen Abenteuern.

Darum geht es hier nicht. Ich möchte Sie vielmehr fragen, wie sich Ihr Körpergewicht im Laufe Ihres Lebens verändert hat. Da 75 Prozent der Menschen in Deutschland mindestens 30 Jahre lang schlank waren, interessiert mich besonders, wann Sie übergewichtig wurden.

→ Bis zu welchem Lebensjahr waren Sie normalgewichtig?
→ Wann fingen Sie an, dick zu werden?
→ War dies ein langsamer Prozess oder ging es ziemlich schnell?
→ Hing die Zunahme Ihres Gewichts mit einem bestimmten Lebensereignis zusammen (Geburt eines Kindes, Stress im Beruf o. Ä.)?

Manche Menschen haben wiederholt abgenommen und danach wieder zugenommen. Wie war das bei Ihnen? Sind Sie übergewichtig geblieben, nachdem Sie einmal zugenommen hatten, oder erinnern Sie sich an

Episoden, in denen Sie wieder schlank bzw. schlanker waren? Wie haben Sie das geschafft? Warum sind Sie wieder dick geworden? Wie wird es Ihrer Einschätzung nach weitergehen? Wie viel werden Sie in einem Jahr wiegen? In fünf und in zehn Jahren? Wie kommen Sie zu Ihrer Prognose?

Versuchen Sie, sich so genau wie möglich an die Entwicklung Ihrer Figur zu erinnern. Gehen Sie in Dekaden vor. Wie schlank/dick waren Sie mit 10, 20, 30, 40, 50, 60 Jahren?

Am besten ist es, wenn Sie sich ein Blatt Papier nehmen und die Entwicklung Ihres Körpergewichts in Zehn-Jahres-Schritten aufschreiben. Sie könnten sogar eine kleine Grafik anfertigen. Auf der waagerechten Achse verläuft Ihr Alter, auf der senkrechten Ihr Gewicht. Dabei kommt es nicht auf Perfektion an. Die Biografie Ihres Bauchumfangs soll Sie nicht wochenlang beschäftigen. Nehmen Sie sich drei bis zehn Minuten, um die obigen Fragen zu beantworten, sei es schriftlich oder im Kopf.

Die meisten Menschen waren jahrzehntelang schlank, bevor sie an Gewicht zulegten, was beweist, dass sich der Prozess, der sie dick werden ließ, umkehren lässt. Denn was man einmal geschafft hat, kann man ein zweites Mal schaffen. Aber auch diejenigen, die bereits als Kinder übergewichtig waren, können abnehmen. Für sie besteht der Unterschied lediglich darin, dass sie die Erfahrung, schlank zu sein, nicht kennen und nicht auf frühere Denk- und Verhaltensweisen zurückgreifen können.

Dick wird man nicht über Nacht. Es dauert viele Wochen, Monate, oft sogar Jahre, bis dieser Zustand erreicht ist. Die Veränderungen vollziehen sich häufig unmerklich. Ganz allmählich werden die Hosen, Hemden, Pullover und Blusen immer enger, bis man eine weitere Kleidergröße braucht. Diese Entwicklung wiederholt sich so lange, bis aus M erst L, dann XL und schließlich XXL geworden ist.

Die neuen, dick machenden Denk- und Essgewohnheiten entwickeln sich schleichend. Sind sie erst einmal etabliert, sitzt man in der Falle. Gewohnheiten sind bekanntlich nur schwer zu ändern. Die Versuche abzunehmen, scheitern in der Regel genauso wie die guten Neujahrsvorsätze. Nach wenigen Wochen ist alles wieder beim Alten. Erschwerend kommt hinzu, dass über das Dickwerden und Abnehmen viele falsche Vorstellungen in Umlauf sind. Diese verhindern jede Veränderung, wenn man an sie sich zu eigen macht.

Die Situation verschlimmert sich dadurch weiter, dass meist auch gute Vorbilder fehlen, von denen man sich abschauen könnte, wie man erfolgreich abnimmt. Eher trifft das Gegenteil zu. Nicht selten sind alle Mitglieder einer Familie übergewichtig. Wenn man sich dann umschaut, stellt man fest, sich in zahlreicher, wenn auch nicht guter Gesellschaft zu befinden, was den Körperumfang betrifft. Die NachbarInnen, FreundInnen und KollegInnen wiegen auch zu viel. Die Frage ist in solchen Umgebungen nicht mehr, wer ist schlank, sondern wer ist wie dick.

Die fehlgeschlagenen Versuche, dauerhaft abzunehmen, entmutigen. Nach und nach findet man sich mit seinem Übergewicht ab. Nach dieser Kapitulation nehmen viele noch weiter zu. Alle Dämme sind gebrochen. Manche treten zu diesem Zeitpunkt die Flucht nach vorn an. Sie verherrlichen ihre Taillenweite und behaupten, sie seien einverstanden mit ihrer Fülle. Übergewichtige Frauen erklären sich zu Vollweibern und dicke Männer meinen, sie seien Barockmenschen, die Wein und gutes Essen zu schätzen wissen. Mit anderen Worten: Sie reden sich ihre Lage schön.

Wenn da nur nicht die nagenden Zweifel wären! Jeder Mensch behält ein Gespür für sein natürliches Gewicht, allemal wenn er früher einmal schlank war. Da mag man sich und anderen noch so viel vormachen. Tief im Inneren weiß man, dass etwas mit dem Körper und der Art und Weise, zu essen und zu trinken, nicht stimmt.

Der Leib signalisiert Ihnen, dass er sich nicht wohlfühlt: Das Atmen fällt schon bei kleineren Anstrengungen schwer. Treppensteigen wird mehr und mehr vermieden. Die Ärztin macht sich Sorgen, weil die Messwerte aus dem Ruder laufen. Die Gelenke fangen an zu schmerzen. Der Rücken mag die Last auf Dauer nicht tragen.

Im Grunde genommen sind derartige Anzeichen nicht negativ, sondern positiv. Der Körper versucht einem mitzuteilen, dass er leidet. Nun kommt es darauf an, wann man bereit ist, ihm zuzuhören. Manche reagieren, wenn die Hose ein bisschen kneift oder die Bluse zu spannen beginnt. Andere stellen sich taub. Sie ignorieren so lange wie möglich, was der Körper ihnen zu verstehen geben will.

Das Potenzial, schlank zu sein, ist in Ihnen immer noch vorhanden. Sie haben nur lange keinen Gebrauch mehr davon gemacht.

Aber egal, wann jemand die Signale aufnimmt: Eine Rückkehr zum natürlichen Gewicht ist jederzeit möglich. Allerdings nicht über Nacht. Es dauert in etwa so lange abzunehmen wie zuzunehmen. Erwarten Sie daher bitte keine Wunder. Das Potenzial, schlank zu sein, ist in Ihnen immer noch vorhanden. Sie haben nur lange keinen Gebrauch mehr davon gemacht.

MEIN WOHLFÜHLGEWICHT ZU ERREICHEN, IST MÖGLICH

Mit jeder gescheiterten Diät schwindet das Vertrauen in die eigenen Fähigkeiten, jemals wieder schlank zu werden immer mehr. Wahrscheinlich haben auch Sie sich bereits durch diverse Abmagerungskuren gequält und Lebensmittel eingekauft, deren Namen Sie nicht einmal aussprechen konnten, um Ihre überflüssigen Pfunde loszuwerden. Woche für Woche haben Sie vielleicht an einer Gruppe teilgenommen, in der Sie über Ihre Fortschritte, Misserfolge und Probleme bei der Gewichtsreduzierung sprechen konnten.

Manche haben es sogar mit einer Therapie probiert, um ihr Selbstwertgefühl aufzumöbeln und ihre unglückliche Kindheit durchzuarbeiten mit dem Ziel, dadurch endlich dauerhaft abzunehmen.

Ganz Eifrige haben noch für Wochen oder Monate ein Fitnessstudio besucht. Aerobic, Yoga, Zumba und Karacho standen auf ihrem Programm. Aber es hat am Ende alles nicht geholfen. Die Pfunde blieben oder kehrten zurück.

Das kann ganz schön entmutigend sein! So viel Aufwand und so wenig Wirkung. Da kann man schon die Zuversicht verlieren. Im Zustand purer Erschöpfung und Desillusionierung meint man, diejenigen, die es erst gar nicht versuchen, seien die Klügeren.

Doch es gibt Grund zur Hoffnung. Sie waren lange Zeit schlank! Wenn Sie Ihre Biografie betrachten, sehen Sie, dass Sie von Natur aus NICHT dick sind. Sie sind es irgendwann geworden und nun wissen Sie nicht, wie Sie zu Ihrem einstigen Gewicht zurückfinden können. Jedenfalls ist es NICHT Ihr Schicksal, für den Rest Ihres Lebens dick zu sein. Sie können wieder schlank werden und es für immer bleiben.

Sowohl schlank sein als auch dick werden gehören zu Ihrem Potenzial. Früher haben Sie das eine gelebt, jetzt das andere. Sie können zwischen den beiden Möglichkeiten hin und her wechseln und haben dies in der Vergangenheit vermutlich auch mehrmals erlebt. Allerdings fiel Ihnen das Zunehmen stets leichter als das Abnehmen. Damit stehen Sie nicht allein: Menschen neigen dazu, den einfacheren Weg zu bevorzugen.

Die meisten geben sich selbst die Schuld, wenn sie mit ihren Diäten und Fitnessprogrammen scheitern. Aber haben Sie schon einmal in Erwägung gezogen, dass möglicherweise diese Programme verkehrt sind und nicht Sie? Könnte es nicht sein, dass viele Diäten und Fitnessprogramme das Abnehmen erschweren, anstatt es zu erleichtern?

Sie brauchen keine speziellen Schlankheitskuren zu befolgen und keinen Leistungssport zu betreiben, um zu Ihrem Wohlfühlgewicht zurückzukehren. Oft waren Sie Jahrzehnte Ihres Lebens schlank, ohne sich mit solchen Dingen zu quälen. Sie haben gegessen, was Ihnen schmeckte, und sich so bewegt, wie es Ihnen Spaß machte. Genau aus diesen Gründen war es so leicht, einen flachen Bauch zu haben.

Im Moment kommt Ihnen die Wahl zwischen Abnehmen und Dickbleiben wahrscheinlich vor wie die zwischen Pest und Cholera. Sie kennen nur zeitaufwendige, schwer durchführbare Diäten und anstrengende, schweißtreibende Fitnessarten. Damit haben Sie sich das Abnehmen gründlich verleidet. Ist es da ein Wunder, dass Sie davon Abstand nehmen? Sie möchten sich nicht länger selbst bestrafen.

Auf der anderen Seite macht es Ihnen keinen Spaß, dick zu sein. Sonst würden Sie dieses Buch nicht lesen. Schokolade, Kuchen und Kekse zu essen, mag den Gaumen kitzeln genauso wie der Genuss von Wein, Bier, Pizza und leckeren Braten, Eintöpfen und Saucen. Aber das dicke (!) Ende kommt zum Schluss. Nun bereuen Sie Ihr unbeherrschtes Verhalten und bekommen zunehmend (!) ein schlechtes Gewissen. Sie spielen mit dem Gedanken, doch wieder eine Diät zu machen und noch mal solch unausstehlichen Sport zu treiben. Je nachdem, welcher Druck stärker ist, geben Sie mal dem Essen und mal dem Diäthalten nach. Am Ende siegt meist die Praline.

Denken Sie bitte immer daran, dass es Zeiten gab, in denen Sie alles gleichzeitig haben konnten: den Spaß an köstlichen Speisen und Getränken, eine schlanke Taille, ein gutes Gewissen und die Freude an Tanz und Spiel. Niemand muss Ihnen beibringen, was und wie Sie essen müssen, um Ihr Wohlfühlgewicht zu finden und zu halten. Sie wissen es bereits. Was ist passiert? Sie haben Denk- und Verhaltensgewohnheiten angenommen, die Sie dick machen. Diese verschwinden nicht von selbst. Im Gegenteil: Gewohnheiten haben eine starke Tendenz zu bleiben, scheinbar gegen Ihren Willen. Sie haben den Eindruck, nicht mehr die Regie in Ihrem Leben zu führen? Ihr innerer Schweinehund sei zu stark, glauben Sie? Dies trifft vermutlich nicht nur auf Ihr Essverhalten, sondern auf viele andere Aspekte Ihres Lebens zu.

Die entscheidende Frage lautet, wie Sie Ihre dick machenden Denk- und Essgewohnheiten ändern können, und zwar auf eine Weise, die nicht von Selbstbestrafung, sondern von Selbstliebe geprägt ist. Bisher weiß nur eine kleine Minderheit, wie man solche Gewohnheiten zum Positiven wenden kann. Genau dieses Know-how möchte ich Ihnen in diesem Buch vermitteln. Das ist der Grund, warum Sie hier keine neue Diät finden. Sie lernen etwas viel Wichtigeres, nämlich wie Sie die Kontrolle über Ihr Denken, Fühlen und Handeln zurückgewinnen. Dann können Sie essen, was und wie Sie wollen, und gleichzeitig dauerhaft schlank sein.

Täglich nehmen Menschen freiwillig ab und behalten Ihre schlankere Figur für den Rest ihres Lebens. Für manche ist dies ein kurzer Weg, weil sie nur fünf Kilo loswerden müssen. Für andere ist es ein längerer, da sie 15, 30 oder mehr überflüssige Pfunde mit sich herumtragen. Täglich hören Menschen auf zu rauchen – für immer. Andere nehmen sich vor, freundlicher zu ihren Mitmenschen zu sein, tun dies ganz konsequent

Niemand muss Ihnen beibringen, was Sie essen müssen, um Ihr Wohlfühlgewicht zu finden und zu halten. Sie wissen es bereits.

und bleiben dabei. Einige sorgen endlich für Ordnung in ihrem Haus. Vom Dachboden bis zur Garage entfernen Sie das ganze Gerümpel. Sie schaffen es anschließend, nie wieder dermaßen viele Dinge anzusammeln. Alle diese Personen gehören zu den unbekannten HeldInnen des Alltags. Sie haben sich vom Raucher zum Nichtraucher, vom Griesgram zum liebenswerten Zeitgenossen, vom Messie zum Organisationstalent, ja, und sogar vom Moppelchen zur/zum natürlich Schlanken gewandelt.

Das scheinbar Unmögliche möglich zu machen, gelingt mehr Menschen, als man glaubt. In der Masse der anderen, die einen einmal eingeschlagenen Weg nie wieder ändern, gehen diese Selbstveränderer fast unter. Wer aber wie ich ständig solche Veränderungsprozesse als Coach begleitet, weiß, dass sie unter bestimmten Voraussetzungen zur Regel werden. Der kanadische Psychologe Albert Bandura hat den Glauben in die Fähigkeit, seine selbstbestimmten Ziele erreichen zu können, als „self-efficacy“ (Selbstwirksamkeit) bezeichnet. Die Überzeugung, zu positiven Veränderungen in der Lage zu sein, kann auf verschiedene Weise erworben werden. Auf das Abnehmen bezogen, kommen die folgenden Möglichkeiten in Betracht:

1] Sie erinnern sich daran, dass Sie als Kind, als Teenager und vielleicht noch lange danach schlank waren. Was Sie jetzt und in Zukunft anstreben, konnten Sie bereits einmal. Es liegt im Bereich Ihrer Möglichkeiten.

→ Es ist Ihnen zeitweise, wenn auch nicht dauerhaft, gelungen, abzunehmen, sei es mithilfe eines Arztes, einer Ernährungsberaterin, durch Diäten oder durch die Teilnahme an einer Weight-Watchers-Gruppe. Das beweist, dass Ihr Körper jederzeit das Potenzial besitzt, schlank zu sein. Sie müssen nur wieder lernen, diese Fähigkeit ohne große Anstrengung täglich abzurufen. Was Sie einmal geschafft haben, können Sie wiederholen.

Denken Sie an Ihre Erfolge in anderen Bereichen, an alles, was Ihnen gelungen ist, obwohl es Ihnen zunächst unmöglich schien und Sie es sich nicht zugetraut haben. Das können Dinge sein wie Auto fahren lernen, auf einem Einrad mit fünf Bällen jonglieren, Kinder erziehen, selbst Pizza backen oder einen Garten anlegen. Führen Sie sich vor Augen, was Sie trotz aller damit verbundenen Schwierigkeiten erfolgreich zustande gebracht haben.

2] Sie beobachten andere, die das können, was Sie anstreben, und machen es nach. Nachahmung ist die verbreitetste Form des Lernens. Sie steht ganz zu Unrecht in einem schlechten Ruf. Es ist uns angeboren, den Menschen in unserer unmittelbaren Umgebung nachzueifern. Selbst kritisches Denken und das Entwickeln origineller Einfälle übernimmt man von Vorbildern, sofern diese zur Verfügung stehen.

→ Deshalb ist es eine hervorragende Möglichkeit, selbst abzunehmen, indem Sie schlanke Menschen, die Sie kennen, nachahmen. Fragen

Sie Normalgewichtige, wie sie ihr Gewicht halten. Wann und wo essen die guten Vorbilder wie viel wovon? Wie widerstehen sie dem übermäßigen Verzehr von Schokolade, Torte, Keksen und Kartoffelchips?
Besonders hilfreich ist es, wenn Sie jemanden finden, der selbst einmal dick war, aber später wieder schlank geworden ist und seitdem sein Gewicht hält. Lassen Sie sich von diesen Menschen Tipps geben. Was andere geschafft haben, können Sie auch!

3] Wenn Sie den Glauben daran verloren haben, jemals wieder schlank zu werden, borgen Sie sich diese Überzeugung von anderen aus. Finden Sie Menschen, die Ihnen zutrauen, schlank zu werden. Infrage kommen Familienmitglieder, Nachbarinnen, Freunde, Ernährungsberaterinnen, Coaches, Ärztinnen oder Therapeuten.

→ Es können sogar Personen sein, die Sie sich ausdenken (Ihr inneres, schlankes Selbst, das Ihnen den Weg weist; die Göttin der schlanken Taille, die Sie um Kraft und Unterstützung bitten, wenn Sie den Versuchungen der Gaumenfreuden zu erliegen drohen) oder Leute, von denen Sie in Büchern gelesen haben. Zahlreiche Menschen haben darüber geschrieben, wie sie erfolgreich abgenommen haben. Solche Erfahrungsberichte sind sehr inspirierend, vor allem wenn die AutorInnen Sie direkt ansprechen und Ihnen Mut machen. Egal für welchen dieser drei Wege Sie sich entscheiden: Sie können den Glauben zurückgewinnen, dass Sie alles haben, was man braucht, um dauerhaft schlank zu sein!

MANCHE HABEN ES LEICHT

Aber ist es nicht so, dass manche Menschen eine Neigung haben, dick zu werden? Und gibt es nicht andere, die überhaupt nichts tun müssen, um schlank zu bleiben? Das mag sein. Es wäre keine Überraschung, denn auf allen Gebieten sind einige von Natur aus im Vorteil. Nehmen wir zum Beispiel die außergewöhnlichen SprinterInnen, die 100 Meter in rasender Geschwindigkeit laufen können. Bestimmte genetische Faktoren wie Muskelfasertyp, Längenverhältnisse ihrer Gliedmaßen und Schwerpunkthöhe des Körpers begünstigen diese Menschen.

Aber welche Schlüsse wollen wir daraus ziehen? Dass diejenigen, deren Physis diese Vorzüge nicht aufweist, zu einem Leben als Couch-Potato verurteilt sind? Überhaupt nicht. Sie können im Alltag genauso gut laufen wie „geborene" SprinterInnen. Nur auf der Rennstrecke zeigt sich der Unterschied. Mehr noch: Wenn die „Unbegabten" mehr trainieren als die „Begabten", werden sie diese sogar übertreffen. Erst bei gleichem Trainingsumfang kommen die biologischen Vorteile der „geborenen" SprinterInnen zum Tragen.

Was den Taillenumfang angeht, gilt das Gleiche. Sicherlich haben es manche von Natur aus leichter, schlank zu bleiben. Aber wenn sie über ihre Verhältnisse essen, werden auch die Begünstigten dick. Umgekehrt können Menschen, die zum Übergewicht neigen, schlank bleiben, wenn sie sich auf diese Gegebenheiten einstellen. Immer wieder höre ich Übergewichtige sagen: „Aber ich esse überhaupt nicht so viel und werde trotzdem dick." Aus der Sicht der Betroffenen mag das stimmen, aber von außen gesehen stellt sich das Bild anders dar. Was zu viel ist, bemisst sich nicht nach dem Appetit des Essenden oder seiner persönlichen Einschätzung, sondern nach seiner Hose. Sie sagt stets die Wahrheit. Sie weiß, was „zu viel" ist.

Woher kommt die Fehleinschätzung, was die Menge des Essens angeht? Wenn der Gewichtheber Matthias Steiner früher von „kleinen" Portionen sprach und damit drei Steaks mit mehreren Beilagen meinte, hatte er offenbar andere Vorstellungen von einem reichlichen Essen als schlanke Büroangestellte. Für diese wären drei Steaks eine „riesige" Portion.

Übergewichtige haben sich an große Portionen gewöhnt. Diese sind für sie normal geworden. Erst wenn sie weit darüber hinausgehen, meinen sie: „Also das war jetzt wirklich viel." Im Sinne von Matthias Steiner wäre es vielleicht die doppelte Menge, also sechs bis sieben Steaks. Bei nur einem Stück Fleisch hätten viele Übergewichtige das Gefühl zu verhungern. Aber sie würden keineswegs an Unterernährung sterben, sondern einfach nur normalgewichtig werden.

Meine Mutter, die zeitweise ein „Bäuchlein" hatte, behauptete ebenfalls, gar nicht viel zu essen, beispielsweise am Morgen nicht mehr als eine Scheibe Toast mit Honig und eine Tasse Kaffee. Allerdings standen überall in ihrer Wohnung dekorative Keksdosen, gut gefüllt mit Gebäck und Schokolade, aus denen sie sich im Vorübergehen des Öfteren bediente. Essen, das waren für sie nur die Hauptmahlzeiten. Was sie zwischendurch genoss, bezeichnete sie als „naschen". Das zählte in ihren Augen nicht. Ihre Hose sah das anders. Als die Keksdosen verschwanden, ging auch das „Bäuchlein“ weg, denn morgens, mittags und abends aß sie tatsächlich nicht besonders viel.

Hinzu kommt, dass Übergewichtige häufig falsche Vergleiche anstellen. Meine Mutter war nur 1,54 Meter groß bzw. klein. Sie bewegte sich im Alter weniger als früher. Außerdem war sie eine gute „Kostverwerterin“, setzte also schnell an. Sie konnte sich deshalb nicht mit einem 1,90 Meter großen Menschen vergleichen, der körperlich sehr aktiv war und einen anderen Stoffwechsel besaß. Übergewichtige beziehen sich oft auf wesentlich größere Personen, die mehr essen können als sie und dabei nicht zunehmen.

Wer klein ist, sich wenig bewegt und von Natur aus dazu neigt, dick zu werden, kann trotzdem normalgewichtig sein. Derjenige muss nur sein Essen danach richten. Was zu viel ist, sagt ihm am besten sein Hosenbund.

Was ein Mensch aus seinem Potenzial macht, ist stets wichtiger als die Veranlagung. Die amerikanische Psychologin Carol Dweck hat nachgewiesen, dass Begabungen überschätzt werden. Sie können sich sogar negativ auswirken, wenn nämlich Jugendliche, denen das Lernen leichtfällt, glauben, sie könnten sich auf ihrer „Genialität“ ausruhen. Dann geraten sie gegenüber allen, die ihr Potenzial fördern und entwickeln, ins Hintertreffen. Auch wenn ein Potenzial bei Ihnen von Natur aus stärker ausgeprägt sein sollte, so besitzen Sie doch beide: das zum Schlanksein und das zum Dickwerden. Welches wollen Sie nutzen?

Der Erfinder Thomas Edison hat es auf den Punkt gebraucht: „Genie ist zu einem Prozent Inspiration und zu 99 Prozent Transpiration.“ Entsprechend gilt: Ihre Einstellung und die Menge des Essens, die Sie zu sich nehmen, sind wichtiger als Ihre genetische Veranlagung.

Die meisten Tiere kommen mit festgelegten Verhaltensprogrammen auf die Welt und lernen im Laufe ihres Lebens wenig bis gar nichts dazu. Ihre Flexibilität tendiert gegen null. Sicher haben Sie auch schon beobachtet, dass Fliegen immer wieder gegen dieselbe Fensterscheibe knallen, obwohl der Fensterflügel daneben offen steht. Als das Verhaltensrepertoire für Fliegen festgelegt wurde, gab es noch keine Glasscheiben. Eine Anpassung an die veränderten Verhältnisse hat nicht stattgefunden.

Bei Menschen ist das prinzipiell anders. Wir können zwar genauso unflexibel sein wie unsere Verwandten in der Tierwelt, müssten dies jedoch nicht. Auch wir wiederholen nicht selten Verhaltensweisen, von denen wir längst wissen könnten, dass sie nicht funktionieren. Neue Diäten auszuprobieren und jedes Mal wieder zu scheitern, gehört noch zu den harmloseren Beispielen. Neue Kriege anzuzetteln, die Umwelt zu zerstören und Fremde zu verfolgen, zählt zu den schlimmeren Verhaltensmöglichkeiten unserer Art.

Das alles müsste nicht sein, denn Menschen haben die Wahl. Wenn wir wollen, können wir unsere alten Verhaltensprogramme überschreiben. Das braucht eine gewisse Entschlossenheit und beharrliches Umlernen. Aber dann ist es möglich, das Rauchen zu beenden, keine Drogen mehr zu nehmen und eventuellen Hass gegen AusländerInnen durch Toleranz und Freundschaft zu ersetzen.

Auch das Schlankbleiben will gelernt sein. Die meisten lernen es am Anfang ihres Lebens automatisch. Sie sind sich ihrer günstigen Essgewohnheiten gar nicht bewusst. Wenn sie später auf häufigere, größere und kalorienreichere Portionen umsteigen und ihren Speiseplan mit Süßigkeiten, fetthaltigen Snacks, Bier und Wein füllen, fällt ihnen das genauso wenig auf. Sie merken nur, dass sie ständig zunehmen und können es sich nicht erklären.

Lernen hat mit der Schule nur am Rande zu tun. Laufen, sprechen, Kinder erziehen, Freundschaften schließen, gesund leben, emotionale Intelligenz und zahlreiche andere Fähigkeiten entwickelt man außerhalb des schulischen Unterrichts. Das Essverhalten ebenfalls: Was, wann, wo, wie viel und wie man isst, hat seinen Ursprung in der Familie sowie in der Kultur und hängt nicht von der genetischen Veranlagung ab.

Selbst der Geschmack wird erlernt. Ob man marinierte Hühnerfüße, gebratene Heuschrecken, Kalten Hund oder Currywurst schätzt und ob man diese mit Stäbchen, den Händen oder Messer und Gabel verspeist, legt in der Kindheit weitgehend die Umgebung fest. Menge, Art und Zubereitung der Speisen schaut man sich von den Menschen ab, mit denen man täglich zusammenlebt.

Ihre Augenfarbe können Sie nicht ändern, Ihr Essverhalten schon. Sonst wären Sie niemals übergewichtig geworden. Sie haben sich lange so ernährt, dass Sie schlank blieben. Irgendwann haben Sie Ihre Essgewohnheiten geändert und haben zugenommen. Diesen Prozess können Sie umkehren.

Zum Glück lernt man schneller, was man schon einmal konnte. Denken Sie an das Schwimmen oder Radfahren. Man gerät zwar etwas aus der Übung, aber anders als wenn man ganz von vorn beginnen müsste, eignet man sich dieses Können mit etwas Training in kurzer Zeit wieder an.

Trotzdem braucht jeder Lernprozess Zeit. Gehen Sie deshalb langsam und in kleinen Schritten vor, wenn Sie Ihr Essverhalten ändern. Überfordern Sie sich nicht. Verringern Sie Ihre Mahlzeiten ein bisschen (wörtlich: ein „Bisschen"), lassen Sie einen Snack weg (reimt sich schön) und nehmen Sie ungewohnte, kalorienärmere Lebensmittel, wenn überhaupt, nur nach und nach in kleinen Mengen in Ihren Speiseplan auf.

Falls Sie sich gleichzeitig mehr bewegen wollen, beginnen Sie mit einem fünfminütigen, langsamen Spaziergang einmal ums Haus oder gehen Sie eine Minute lang auf der Stelle, während Sie fernsehen. Je sanfter Sie vorgehen, desto nachhaltiger ist die Veränderung. Bewegung verliert ihren Schrecken. Sie kann angenehm sein. Achten Sie auf Ihr Wohlbefinden dabei. Das ist Selbstliebe in Aktion.

Selbstvertrauen kurz und bündig

Entwickeln und stärken Sie Ihre Überzeugung, dass Sie es schaffen können, schlank zu werden und dauerhaft zu bleiben.

Irgendwann haben Sie Ihre Ess- und Trinkgewohnheiten verändert. Das ist der Grund, warum Sie heute übergewichtig sind. Indem Sie wieder so essen und trinken, wie Schlanke das tun, nehmen Sie automatisch ab.

Zuerst ist es jedoch erforderlich, Ihre Einstellung zum Essen zu ändern. Sie brauchen das nötige Selbstvertrauen in Ihre Fähigkeit, auf Dauer abnehmen zu können.

Erinnern Sie sich an Zeiten, in denen Sie schlank waren, und an andere Erfolge, die Sie errungen haben, obwohl es nicht leicht war.

Nehmen Sie sich Personen zum Vorbild, die es geschafft haben, schlank zu werden. Was die können, können Sie auch.

Lassen Sie sich von anderen bei Ihren Bemühungen unterstützen.

Lassen Sie sich Zeit beim Abnehmen. Ändern Sie Ihr Essverhalten in kleinen, sanften Schritten. Das ist Selbstliebe in Aktion.

Selbstcoaching: Bin ich überzeugt davon, dass ich es schaffe?

Wie überzeugt sind Sie – auf einer Skala von 1 bis 10 – davon, dass Sie es schaffen werden, wieder schlank zu sein?
1 bedeutet „Ich werde es garantiert nie schaffen".
10 steht für „Ich glaube felsenfest daran".

1 2 3 4 5 6 7 8 9 10

Bei einer Zahl zwischen 7 und 10:
Was überzeugt Sie am meisten davon, dass Sie Ihr Wohlfühlgewicht dauerhaft erreichen werden?

Bei einer Zahl unter 7:
Was würde Ihren Glauben stärken?

Für immer schlank zu sein, ist ebenso reizvoll wie herausfordernd. Was ist Ihnen in Ihrem Leben gelungen, das anfangs fast unmöglich schien?
Nennen Sie bitte die Voraussetzungen für Ihre Erfolge.
Wie können Sie diese auf das dauerhafte Abnehmen übertragen?

....

....

....

....

Vorausgesetzt, Sie waren die ersten Jahrzehnte Ihres Lebens natürlich schlank:
Wie haben Sie sich damals ernährt? Was haben Sie gegessen und wie viel? Wie war Ihre damalige Einstellung zum Essen? Und heute?
Wie haben Sie es früher geschafft, ohne Diäten schlank zu bleiben?

....

....

....

....

Haben Sie sich früher mehr bewegt als heute?
Welche Bewegungsmöglichkeiten waren für Sie selbstverständlich (Sport, Spiel, viel zu Fuß laufen, mit FreundInnen durch die Stadt bummeln, tanzen, schwimmen, Rad fahren, Gartenarbeit, Sonstiges)?
Und heute?

....

....

....

Haben Sie es einmal oder sogar mehrmals geschafft abzunehmen?
Wie haben Sie das hinbekommen? Welche Einstellung war dafür nötig?
Wie können Sie das wiederholen?

....

....

Was haben Sie getan, damit Sie wieder dick wurden?
Wie können Sie dafür sorgen, dass Sie beim nächsten Mal für immer schlank bleiben?

....

....

Wer könnte Sie beim Abnehmen unterstützen?
Wobei müssten Ihnen diese Personen vor allem helfen?
Fällt Ihnen jemand ein, mit dem Sie gemeinsam abnehmen könnten?

....

....

Können Sie wieder schlank sein?

....

....

....

KAPITEL

5

Selbstsicherheit:
Ich darf schlank sein

ES IST MEIN GUTES RECHT, MICH IN MEINER HAUT WOHLZUFÜHLEN

Nicht jeder wird Ihre Absicht, schlank zu sein, gutheißen. Sie müssen mit Widerständen rechnen. Diese Widerstände können von Ihrem Ehemann bzw. Ihrer Ehefrau kommen, von der Familie, den Eltern, den Kindern, von FreundInnen, KollegInnen oder NachbarInnen. Deren Kommentare können besorgt klingen:

„Was ist denn mit Dir los?“
„Schmeckt es Dir nicht mehr?“
„Bist Du krank?“

Manchmal sind die Bemerkungen mit Lob oder Kritik verbunden:

„Mollig gefällst Du mir besser.“
„Schlank steht Dir nicht.“
„Na, hoffentlich nimmst Du an den richtigen Stellen ab.“
„Wenn ich sehe, wie Du jetzt isst, schmeckt es mir nicht mehr.“

Es können Drohungen dabei sein:

„Dann iss besser woanders.“
„Hungerleider mögen wir hier nicht.“
„Wieso soll ich kochen/einkaufen, wenn Du sowieso nichts mehr isst!“

Geben Sie den anderen Zeit, sich daran zu gewöhnen, dass Sie sich verändern. So, wie es Ihnen schwerfällt, sich ein neues Essverhalten zuzulegen, so ist es auch für die anderen nicht leicht, sich auf die ungewohnte Situation einzustellen. Veränderungen verunsichern. Damit müssen sowohl Sie als auch Ihre Nächsten fertigwerden. Lassen Sie sich durch negative Kommentare oder Bemerkungen nicht abschrecken. Das geht vorüber.

Ein Dicker kommt selten allein. Oft sind ganze Familien übergewichtig. Da 40 Mio. Menschen in Deutschland zu viel wiegen, ist es wahrscheinlich, dass Sie nicht die oder der Einzige in Ihrem Haushalt oder an Ihrem Arbeitsplatz sind, die mit dem Gewicht kämpft.

Was passiert, wenn ein Mitglied der Familie, des Teams oder der Gruppe ausschert? Es kann leicht geschehen, dass Ihre Absicht, zum natürlichen Gewicht zurückzukehren, Ihre Umgebung verunsichert. Bei einigen taucht die Frage auf: Müsste ich nicht ebenfalls abnehmen? (Bange Antwort: Eigentlich ja.) Wenn einer es schafft, beweist das, dass abnehmen möglich ist. Deshalb sind nicht alle auf Ihrer Seite, sondern im Gegenteil daran interessiert, dass Sie scheitern. Darauf sollten Sie sich einstellen.

Ideal wäre es, wenn der eine oder andere aus Ihrem Umkreis mitmachen würde. Laden Sie doch alle dazu ein. Jeder ist willkommen, es Ihnen gleichzutun. Dann könnten Sie sich gegenseitig motivieren, ermutigen und über eventuelle Durststrecken (!) hinweghelfen.

Sie haben das Recht, dick zu sein. Es ist Ihr Gesicht, Ihr Bauch, Ihr Hintern, Ihr Körper. Sie dürfen so viel essen, wie Sie wollen. Wenn das jemandem nicht gefällt, ist das sein Problem. Genauso haben Sie das Recht, schlank zu sein. Es ist Ihr Kinn, Ihr Hals, Ihre Brust, Ihr Körper. Sie dürfen weniger essen, seltener und anders, so wie es Ihnen passt. Wenn anderen das missfällt, ist es nicht Ihr Problem.

Selbstsicherheit beginnt damit, sich klarzumachen, dass man selbst entscheiden darf, was man tun und lassen will. Jeder Mensch darf seine eigene Meinung haben, sich nach seinem persönlichen Geschmack kleiden, sich die passenden Freunde aussuchen, die Wohnung einrichten, wie es ihm gefällt, sich tätowieren (oder nicht), die Haare abrasieren (oder nicht) und so weiter.

Andere dürfen das gut finden oder kritisieren. Diese brauchen auch überhaupt keine Meinung dazu zu haben. Es darf ihnen egal sein. Wenn Sie also abnehmen möchten, dann tun Sie es einfach. Sie brauchen sich dafür weder zu rechtfertigen noch zu entschuldigen. Es ist Ihre Angelegenheit, in die sich die Übrigen besser nicht einmischen.

Das ist allerdings leichter gesagt als getan, besonders wenn Sie mit Kritik und bissigen Bemerkungen nicht umgehen können. Aber auch das können Sie lernen. Zu diesem Thema gibt es zahlreiche Bücher und Kurse.

Hier ein paar Tipps, mit denen Sie sich anderen gegenüber besser behaupten können:

1] Sie dürfen (wieder) schlank sein. Es ist Ihr Recht. (Kann man gar nicht oft genug sagen.)

2] Wenn Sie es möchten (aber nur dann!), können Sie Ihren Liebsten erklären, warum Sie sich dazu entschlossen haben. Vermeiden Sie, sich zu rechtfertigen oder zu entschuldigen, denn – siehe 1. – Sie dürfen Ihr Wohlfühlgewicht annehmen.

3] Stellen Sie sich stur. Wiederholen Sie immer wieder Ihren Wunsch, schlank zu sein. Das könnte so aussehen:

A: „Ich verstehe Dich nicht. Wir haben früher so schön zusammen gegessen!"

B: „Das habe ich auch so empfunden. Aber jetzt möchte ich endlich wieder schlank sein."

A: „Allein schmeckt es mir nicht."

B: „Das verstehe ich. Aber mir ist es wichtig, schlank zu sein."

A: „Wie lange soll das denn so gehen? Wann isst Du wieder normal?"

B: „So wie bisher werde ich nie wieder essen. Ich will nämlich schlank werden und es dann für immer bleiben."

Dieses Gespräch können Sie endlos fortsetzen. Sie werden um Worte nie verlegen sein, weil Sie ständig wiederholen: „Ich möchte endlich schlank sein." Verzichten Sie auf Originalität. Wenn der oder die andere sagt: „Du sagst die ganze Zeit bloß: Ich will schlank sein, ich will schlank sein", dann antworten Sie: „Ja, das stimmt. Ich will schlank sein."

4] Stimmen Sie eventueller Kritik soweit wie möglich zu. Etwa so:

A: „Das ist doch total bescheuert, wie Du jetzt isst."

B: „Ja, das mag auf Dich bescheuert wirken."

A: „Dann passt Dir Deine ganze Kleidung nicht mehr."

B: „Ja, das stimmt, ich werde mir alles neu kaufen müssen."

A: „Alle sind hier übergewichtig. Nur Du nicht mehr."

B: „Hier sind tatsächlich alle bis auf mich ziemlich dick."

Durch diese Strategie nehmen Sie Ihren Kritikern den Wind aus den Segeln. Ihre Angehörigen und FreundInnen werden schnell merken, wie entschlossen Sie sind.

5] In manchen Situation ist es wirkungsvoller nachzufragen, wenn jemand Sie wegen Ihres neuen Essverhaltens kritisiert. Das könnte sich so anhören:

A: „Mit Dir essen zu gehen, macht überhaupt keinen Spaß mehr."

B: „Was ist denn so schlimm daran?"

A: „Na ja, Du legst Dein Besteck schon auf den Teller, wenn alle übrigen noch essen."

B: „Und was stört Dich daran?"

A: „Es ist einfach besser, wenn keiner aus der Reihe tanzt."

B: „Das verstehe ich nicht. Warum ist das besser?"

Entweder der andere gibt dann auf oder rückt mit der Sprache heraus. Jedenfalls brauchen Sie zu schwammigen Äußerungen keine Erklärungen und erst recht keine Entschuldigungen abzugeben.

6] Natürlich dürfen Ihre Mitmenschen Ihnen sagen, was sie von Ihnen erwarten bzw. was sie sich von Ihnen wünschen. Umgekehrt gilt dasselbe: Sie dürfen Ihre Erwartungen und Wünsche äußern.
Beispiel:

A: „Ich möchte, dass wir wieder so essen wie immer."

B: „Das verstehe ich. Aber ich habe auch einen Wunsch, nämlich dass Du akzeptierst, dass ich schlank sein will."

In den meisten Fällen reichen diese einfachen Regeln, um Ihren Standpunkt deutlich zu machen. Je selbstsicherer Sie auftreten, desto schneller erkennt Ihre Umgebung Ihre veränderten Essgewohnheiten an.

Selbstsicherheit zusammengefasst

Es ist Ihr gutes Recht, schlank zu werden.

Lassen Sie sich durch andere nicht davon abbringen.

Rechtfertigen und entschuldigen Sie sich nicht für Ihren Entschluss.

Stellen Sie sich stur. Wiederholen Sie einfach, dass es Ihr Wunsch ist abzunehmen.

Die anderen brauchen genauso wie Sie Zeit, sich an das Neue zu gewöhnen. Sobald Sie Ihr Ziel erreicht haben und dauerhaft dabei bleiben, werden die meisten Sie bewundern und Ihren Weg anerkennen.

Selbstcoaching: Traue ich mich, schlank zu sein?

Wie selbstsicher sind Sie, das heißt, wie gut können Sie sich gegenüber anderen behaupten, wenn es um Ihre schlanke Taille geht?
Schätzen Sie dies bitte auf einer Skala von 1 bis 10 ein.
1 bedeutet, dass Sie sich in Ihrem Umfeld nicht trauen abzunehmen.
10 heißt, dass es Ihnen überhaupt nichts ausmacht, wenn andere dagegen sind, dass Sie Ihr Wohlfühlgewicht anstreben.

☐ 1 ☐ 2 ☐ 3 ☐ 4 ☐ 5 ☐ 6 ☐ 7 ☐ 8 ☐ 9 ☐ 10

Gibt es Personen in Ihrer Familie, unter Ihren KollegInnen oder in Ihrer sonstigen Umgebung, die Ihnen ausreden wollen abzunehmen?

....

....

....

Bei wem müssen Sie mit Widerstand rechnen?

....

....

....

....

Wie lassen Sie sich durch andere verführen, mehr zu essen, als Sie sich vorgenommen haben?

....

....

....

....

Wie lassen Sie sich von anderen dazu erpressen, nicht abzunehmen?

....

....

....

....

Wie werden Sie in Zukunft damit fertig? Wie schaffen Sie es trotz Ihrer Umgebung, neue Essgewohnheiten anzunehmen?

....

....

....

....

Bei wem können Sie auf Unterstützung hoffen?

....

....

....

....

Wie sollte die Unterstützung aussehen?

Würde es Ihnen helfen, gemeinsam mit anderen abzunehmen?

Wo könnten Sie Gleichgesinnte finden?

Dürfen Sie wieder schlank sein?

KAPITEL

6

Bewusstheit:
Ich ändere meine Einstellung

MIT WIDERSTÄNDEN IST ZU RECHNEN

Hindernisse auf dem Weg zum Erfolg sind normal. Wir empfinden es nur nicht so. Unbeirrt glauben wir, dass alles reibungslos funktionieren müsse, obwohl die Realität uns ständig das Gegenteil beweist. Deshalb ist es nicht ungewöhnlich, wenn Sie Zweifel hegen, ob Sie jemals wieder schlank sein können. Sie werden nicht bei jeder Mahlzeit motiviert sein, weniger zu essen. Manche Tage gehen Ihnen einfach gründlich daneben, sodass Ihre Waage Ihnen am nächsten Morgen anzeigt, dass Sie es am Vortag vermasselt haben. Pech! So ist das eben. Lernen Sie daraus und machen Sie es an diesem Tag besser.

Es gibt keinen Weg, innere und äußere Hindernisse zu vermeiden. Der Weg zum Erfolg ist mit Misserfolgen gepflastert. Ihre bisherigen gescheiterten Versuche, die überflüssigen Pfunde loszuwerden, sind kein Grund, sich die Fähigkeit abzusprechen, es diesmal zu schaffen.

Willkommen im Club! Wir scheitern alle. Manche lassen sich davon entmutigen. Andere machen weiter, bis sie am Ziel sind. Entschließen Sie sich, zu den Letzteren zu gehören. Akzeptieren Sie Ihre Fehlschläge und eventuelle Frustrationen und setzen Sie Ihren Weg fort.

Es scheint ein schwer auszurottender Mythos zu sein, dass es Gewinner- und Verlierertypen gibt. Siegern gelingt angeblich alles, Pechvögel ziehen vermeintlich immer den Kürzeren. Aber das stimmt nicht. Wussten Sie, dass erfolgreiche Menschen mehr Niederlagen einstecken als alle anderen? Beispielsweise sind die besten Torjäger im Fußball zugleich die größten Deppen. Auf geradezu haarsträubende Weise vergeben sie immer wieder die allerbesten Chancen. Stärker in Erinnerung bleiben jedoch ihre Traumtore. Nur der, der nie aufs Tor zielt, erspart sich Fehlschüsse – und wird nie erfolgreich werden.

Wenn Sie also Momente haben, in denen Sie es schwierig bis unmöglich finden, weniger zu essen, so ist dies ein gutes Zeichen. So fühlen sich Veränderungen an. Sie finden nie innerhalb Ihrer absoluten Komfortzone statt, sondern werden erst möglich, wenn Sie bereit sind, diese ein kleines Stück zu verlassen, nur so viel, dass Sie merken, dass etwas anders ist als bisher, aber so wenig, dass Sie das Neue gut ertragen können. Spätestens wenn die erste Euphorie verflogen ist und Sie sich fragen, warum Sie sich um Himmels willen entschlossen haben, zu Ihrem natürlichen Gewicht zurückzukehren, werden Sie sich Ihre guten Gründe in Erinnerung rufen müssen.

Ein Teil von uns möchte sich weiterhin sämtliche Leckereien in den Mund stopfen, als gäbe es kein morgen. Ihm sind die Folgen egal. Hauptsache, es schmeckt. Dieser Teil, der für das emotionale Zentrum in Ihrem Gehirn steht, ist jedoch nicht in der Lage, die Kühlschranktür aufzumachen. Dafür braucht er den rationalen, logischen Teil, den Verstand. Dieser entscheidet, ob sich Sesam, hier also der Kühlschrank, öffnet, in dem das Tiramisu und der Parmaschinken lagern. Stellen Sie sich auf innere Widerstände ein. Sonst werden Sie unangenehm überrascht. Die ärgsten Widersacher heißen Wenn und Aber. Der Körper ist willig, doch der Geist ist manchmal schwach.

Gewohnheiten im Denken, Fühlen und Handeln erleichtern uns die Bewältigung des Alltags. Das ist zunächst einmal wunderbar. Wenn Sie morgens aufstehen wollen, müssen Sie nicht erst lernen, wie Sie sich auf die Seite rollen und Ihre Muskeln so koordinieren, um in die Senkrechte zu kommen und dort zu bleiben, ohne umzufallen. In den ersten zwei Jahren Ihres Lebens haben Sie diese Fähigkeit ausreichend trainiert. Sie ist seitdem fest in Ihrem Gehirn verdrahtet. Das Aufstehenkönnen ist sicherlich eine Gewohnheit, die Sie nicht missen möchten.

Wie mühsam wäre es, dieses Bewegungsmuster jeden Tag neu anlegen zu müssen, weil es über Nacht verloren gegangen ist. In Ausnahmefällen passiert dies leider, dann nämlich, wenn jemand nachts einen Schlaganfall erlitten hat. Dann beginnt das Wiedererlernen elementarer Bewegungen von vorn.

Genauso wenig wie einem das Bewegungstraining bewusst ist, das man als Kleinkind durchlaufen hat, ist einem gegenwärtig, dass man das Essen erst lernen musste. Wenn Sie möchten, können Sie sich angewöhnen, Schnecken und Artischocken mit Genuss zu verzehren, unabhängig davon, ob diese auf dem Speiseplan standen, als Sie ein Kind waren.

An Ihre heutigen Essensmengen mussten Sie sich ebenfalls erst langsam gewöhnen. Sie hätten niemals von heute auf morgen die Mengen an Süßigkeiten, Limonaden und üppig belegten Brötchen zu sich nehmen können, die Sie möglicherweise heute vertilgen. Es hätte Sie überfordert. Ihnen wäre ganz einfach schlecht geworden. Auch das zusätzliche Gewicht hätten Sie nicht sofort tragen wollen. Fünf, zehn oder mehr Kilo sind schon recht viel. Nehmen Sie einmal zwei Taschen mit je fünf Kilo in die Hände, dann wissen Sie, was ich meine.

Ihre Gewohnheiten, die lange dafür sorgten, dass Sie schlank blieben, haben Sie durch andere ersetzt, die nun bewirken, dass Sie dick sind. Das dafür notwendige Training war nicht immer leicht. Ihr Körper hat vermutlich des Öfteren rebelliert. Aber Sie haben dies ignoriert. Statt auf die körperlichen Beschwerden haben Sie sich auf den Genuss des Essens konzentriert. Auf die gleiche Weise, nur umgekehrt, können Sie wieder schlank werden. In vielen kleinen, täglichen Schritten reduzieren Sie die Nahrungsmenge. Mahlzeit für Mahlzeit, fast unmerklich. Bis Sie Ihr Wohlfühlgewicht erreicht haben, werden Wochen oder Monate vergehen. Der Vorteil, langsam abzunehmen, besteht darin, dass Ihr Körper Zeit bekommt, sich auf das neue Essverhalten einzustellen.

Das Umlernen wird Ihnen manchmal schwerfallen. Ihr Körper und Ihr Geist möchten am liebsten so weitermachen wie bisher. Sich ein anderes Denken, Fühlen und Handeln anzutrainieren, ist zeitweise mühsam, aber wenn Sie es richtig machen, nicht zu anstrengend. Gelegentlich wird Ihr Körper gegen die kleineren Portionen rebellieren. Ihr Geist wird versuchen, Ihnen einzureden, dass Sie mehr brauchen. Ihr Gefühl wird Ihnen sagen, dass Sie Hunger haben. Aber das stimmt nicht. Was Sie für Hunger halten, wird normalerweise nur Verlangen, Appetit oder Lust sein. Und sollten Sie wirklich mal hungrig sein, dann essen Sie eben, bis der Hunger weg ist, aber nicht so viel, dass Sie sich „richtig" satt fühlen. Fokussieren Sie Ihre Gedanken auf das Glück, bald Ihr Wunschgewicht zu erreichen, diesmal für immer.

Nachdem Sie sich in den letzten Jahren daran gewöhnt haben, viel zu essen und sich wenig zu bewegen, fühlt es sich „richtig" an, obwohl Sie als Kind an die Decke gegangen wären, wenn Ihr Bewegungsdrang dermaßen eingeschränkt worden wäre und Sie so oft und so viel hätten essen sollen wie heute. Sie hatten damals Besseres zu tun. Sie wollten nach draußen gehen und toben. Mussten Ihre Eltern Sie nicht so manches Mal daran erinnern, rechtzeitig zum Essen zurück zu sein?

Als Kind und auch später noch hatten Sie bestimmt hin und wieder keine Lust zu essen. Trotzdem hatten Sie Energie ohne Ende. Heute hat sich das Blatt gewendet. Ihre Kräfte haben abgenommen. Zu Unrecht führen Sie dies allein auf Ihr Alter zurück und nicht auf die mangelnde Bewegung und das übermäßige Essen. Anders als früher fragen Sie sich beim Anblick der köstlichen Speisen: Warum sollte ich darauf verzichten? Womit wir noch einmal auf das Thema Motivation zurückkommen.

KEINE LUST

Selbstmotivation ist ein wichtiger Faktor beim Abnehmen. Dabei sollte bei Ihnen jedoch nicht der falsche Eindruck entstehen, als müssten Sie jedes Mal vor Begeisterung platzen, wenn Sie weniger essen, um Ihr Wunschgewicht zu erreichen. Wenn Sie bis hierher gelesen haben, wissen Sie genau, warum Sie sich dieses Ziel gesetzt haben. Sie sind motiviert. Die Vorstellung, endlich schlank zu sein, bereitet Ihnen Freude.

Folgt daraus, dass Ihre Motivation auf einer Skala von 1 bis 10 nun permanent zwischen 8 und 10 pendeln wird? Überhaupt nicht! Motivation ist kein Zustand, sondern ein Prozess. Sie werden sich täglich neu Ihre Gründe vor Augen führen müssen, weshalb Sie sich entschlossen haben, abzunehmen und für immer schlank zu bleiben.

Nebenbei gesagt können Sie sich das Schlankwerden sparen, wenn Sie nicht vorhaben, es Ihr ganzes Leben lang zu bleiben. Weniger zu essen, verlangt bei jeder Mahlzeit kleine Verzichte. Das ist der Preis, den Sie für den Lohn einer guten Figur zahlen müssen. Umsonst bekommt man im Leben selten etwas, und wenn, dann ist es meistens nichts wert. Wenn Ihr Aussehen, Ihre Gesundheit und Ihre Beweglichkeit es Ihnen nicht wert sind, dafür etwas zu tun, dann ist es besser, für immer übergewichtig zu bleiben. Der Hintergedanke „Jetzt nehme ich ein paar Pfund ab, damit ich anschließend wieder richtig zulangen kann" wäre ein Indiz dafür, dass Sie nicht motiviert sind, Ihr Wunschgewicht zu halten.

Selbst wenn Sie sich täglich Ihre Motive vergegenwärtigen, wird es Ihnen nicht jedes Mal gelingen, die Vorfreude auf Ihr Ziel zu spüren. Es gibt nämlich nicht nur Bad-Hair-Days, also Tage, an denen die Haare partout nicht sitzen wollen, sondern auch Momente, in denen Ihre Laune auf dem Nullpunkt ist, was den Vorsatz abzunehmen angeht. Egal was Sie unternehmen: Die Idee, an diesem Tag wieder weniger als gewohnt zu essen, kommt Ihnen wie die Eingebung einer finsteren Macht vor, die entschlossen ist, Ihnen den Spaß am Leben zu rauben.

Nochmals: willkommen im Club! All das geht nicht nur Ihnen so. Es ist völlig normal, dass die Motivation schwankt. Sie dürfen sich glücklich schätzen, wenn Sie bei den meisten Mahlzeiten wissen, warum Sie nicht mehr so viel essen wollen wie sonst, und mit Ihrem Ziel mehr als einverstanden sind.

An den No-Chance-Tagen, an denen Ihre Motivation wie weggeblasen zu sein scheint, hilft einzig und allein stures Weitermachen. Ihr Wille abzunehmen, ist keineswegs verloren gegangen. Er ist nur durch Ihre schlechte Laune überlagert. Lustlosigkeit kann Sie aber nicht daran hindern, auf Kurs zu bleiben. Mal sind Sie motiviert, mal nicht: Die Gefühle kommen und gehen. Ihr neues Essverhalten jedoch bleibt konstant: Sie überlegen sich täglich genau, wie viel oder wie wenig Sie essen wollen, und halten sich daran. Spontane Entscheidungen bei einer einzelnen Mahlzeit, sich vom Ziel loszusagen, sind keine gute Idee. Vermeiden Sie solche Ausnahmen. Sonst ist die Ausnahme bald wieder die Regel.

Sie können sich unterstützen, weniger zu essen als gewohnt, indem Sie sich sagen, dass Sie Ihr Übergewicht leid sind und endlich (wieder) schlank sein wollen, weil damit enorme Vorteile verbunden sind. Dann tun Sie so, als seien Sie supermotiviert und bleiben bei Ihrem Vorsatz.

Stellen Sie diesen Vorsatz wegen Ihrer vorübergehenden Lustlosigkeit nie ernsthaft infrage. Sagen Sie sich ruhig: „Ich könnte ein gebratenes Wildschwein verdrücken", aber anschließend essen Sie einfach Ihren Teller Nudeln und fertig. Früher oder später kehrt die gute Laune zurück. Dann sind Sie froh, dass Sie der momentanen Versuchung nicht nachgegeben haben. Es ist ein unglaublich gutes Gefühl, Woche für Woche dem Ziel näher zu kommen. Wahrscheinlich sind Sie umso stolzer auf sich, je schwieriger es in einigen Phasen war, Ihren Bauchumfang unbeirrt weiter zu verkleinern.

Je länger man daran zweifelt, jemals wieder schlank werden zu können (oder auch nur ein paar Pfund weniger auf die Waage zu bringen), desto mehr verliert man sein Selbstvertrauen. Die Erinnerungen an vergebliche Diäten wirken nach. Die Demütigung, ein ums andere Mal der Lust am Essen unterlegen zu sein, nagt an einem. Vielleicht hat man nicht einmal wirklich gekämpft, sondern ist mit Wonne in die Suppenschüssel gesprungen. Schließlich stellt sich das Gefühl ein: Es ist stärker als ich. Schauen wir uns doch einmal genauer an, wer sich hinter dem „Es" und dem „Ich" verbirgt und ob es noch weitere Personen in diesem Spiel gibt.

„Es" steht hier für die Emotionen, das Verlangen, die Gier nach Zucker und Fett. „Ich", das sind die Vernunft, das Denken, der Verstand. Weniger auffällig, dafür umso zentraler, existiert eine weitere Instanz in uns. Sie beobachtet, was das „Es" und das „Ich" so treiben. Da sie den Überblick hat, kann sie vermittelnd eingreifen. Es handelt sich um das Zentrum des Bewusstseins und des Willens. Manche nennen es das höhere Selbst. Ob es überhaupt im Gehirn angesiedelt ist, ist umstritten.

Wenn man den Eindruck hat, nicht Herr seiner selbst zu sein, weil die Essgewohnheiten sowie die Gefühle ein Eigenleben zu führen scheinen, beruht dies auf einem Trugschluss. „Es" ist NICHT stärker als „Ich". In der Beobachterposition begreift man, dass man jederzeit die Entscheidungsfreiheit hat. Nichts kann einen zwingen, im Übermaß zu essen, weder das „Es“ (die Emotionen) noch das „Ich“ (die Gedanken, die leider manchmal selbstschädigend sind) noch das Gehirn noch die Gene – und die „verlockenden“ Speisen schon gar nicht, weil die einfach so sind, wie sie sind. „Verlockend“ ist ein Prädikat, das der Verstand der Nahrung gibt, worauf die Gefühle sogleich miteinstimmen. Wäre es anders, müssten alle Menschen gebratene und frittierte Spinnen oder Schlagen lecker finden, Speisen, die Ihnen und mir vermutlich nicht „verlockend“ erscheinen.

Aber zurück zum Selbstvertrauen. Ihr Glaube, schlank sein zu können, ist durch mehrere misslungene Diätversuche vielleicht beeinträchtigt. Die wiederholte Erfahrung, den Leckereien scheinbar ausgeliefert zu sein, hat Ihr Vertrauen in die Fähigkeit, abnehmen zu können, untergraben.

Was also können Sie tun, um den Glauben an Ihren freien Willen und Ihre Selbstbeherrschung wieder aufzubauen? Das geht am sichersten langsam und in kleinen Schritten. Setzen Sie sich Zwischenziele, bei denen Sie unmöglich scheitern können. Füllen Sie sich einen Löffel weniger auf, als Sie eigentlich möchten. Lassen Sie eine einzige Kartoffel auf dem Teller liegen. Kaufen Sie nur ein Brötchen weniger. Solche Minischritte sind für jeden machbar. Indem Sie diese bewältigen, wächst Ihre Überzeugung, dass Sie durchhalten und die Portionen nach und nach weiter verkleinern können.

Je empfindlicher Ihr Selbstvertrauen reagiert, desto wichtiger ist es, dass Sie sich zu Beginn vor weiteren Misserfolgen hüten. Achten Sie deshalb bei jeder Mahlzeit unbedingt darauf, dass Sie sich beim Reduzieren der Menge nicht überfordern. Sie sollen keine Rekorde brechen, sondern neue Essgewohnheiten entwickeln, die Sie ein Leben lang aufrechterhalten können.

WAS SIE GEWINNEN, WENN SIE VERZICHTEN

Wer will schon verzichten? Die Wahrheit ist jedoch, dass wir es ständig tun, ohne uns dessen immer bewusst zu sein. Indem ich dieses Buch schreibe, verzichte ich darauf, etwas anderes zu tun. Solange Sie diesen Text lesen, haben Sie sich gegen alle Alternativen entschieden, die Ihnen sonst in dieser Zeit möglich wären. Genauso ist es beim Essen und Abnehmen. Wenn Sie so weitermachen wie in den vergangenen Wochen, Monaten oder Jahren, verzichten Sie damit auf einen flachen Bauch. Sollten Sie sich jedoch entschließen, weniger zu essen, bedeutet auch dies einen gewissen Verzicht.

Jeder verzichtet pausenlos. Die Frage ist nur, worauf. Da man in jedem Moment seines Lebens verschiedene Möglichkeiten hat, was man denken, fühlen und tun will, trifft man ständig eine Auswahl. Auswahl bedeutet Verzicht. Man verzichtet, um etwas anderes zu gewinnen. Verzicht und Gewinn hängen unmittelbar zusammen. Das eine ist ohne das andere nicht zu bekommen.

Indem Sie sagen: „Ich will nicht (auf meine bisherigen Essgewohnheiten) verzichten", verabschieden Sie sich von Ihrem Wohlfühlgewicht. Das Nein zu den Knabbereien beim Fernsehen ist gleichzeitig ein Ja zu einer engeren Jeans.

Zu glauben, man könne alles haben, ist eine Illusion. Der französische Schriftsteller André Gide hat dies sehr gut erkannt: „Von den unendlich vielen Lebensformen kann jeder nur eine kennenlernen." Als Mensch kann man nicht zugleich Nashorn, Känguru oder Libelle sein. Das geht, wenn überhaupt, nur nacheinander.

Die Wahl eines Berufs schließt alle anderen aus. RichterInnen können nicht gleichzeitig AnwältInnen sein. Wer im Operationssaal steht, kann nicht zur selben Zeit im diplomatischen Dienst Friedensverhandlungen führen. Wohnt man in München, kann man nicht im selben Moment in Melbourne spazieren gehen.

Anstatt sich bei jeder Entscheidung auf den Verlust zu konzentrieren, ist es klüger, sich über den Gewinn zu freuen.

Trotzdem möchten viele so weiteressen wie bisher und dabei abnehmen. Dieser Wunsch ist eine Selbsttäuschung. Nichts ändern heißt: aufs Schlanksein verzichten. Anstatt sich bei jeder Entscheidung auf den Verlust zu konzentrieren, ist es klüger, sich über den Gewinn zu freuen. In Ihrem Fall wären dies eine schlankere Taille, gesundheitliche Vorteile, mehr Fitness und ein besseres Aussehen. Was gewinnen Sie, wenn Sie verzichten?

ABER, ABER, ABER

Aber es ist so schwer, sich zu ändern. Ich würde gerne abnehmen, aber ich schaffe es nicht. Aber es schmeckt mir so gut. Aber ich kann doch nicht an einer trockenen Brotkruste kauen, wenn alle anderen sich laben. Eines Tages werde ich wieder schlank sein, aber im Moment passt es nicht. Aber ich kann doch nichts dafür, dass ich dick bin. Aber gestern stand in der Zeitung, dass Stress zu Übergewicht führt, und ich habe Stress, also müsste ich erst meinen Stress abbauen, aber ich kann weder meinen Beruf noch meine Familie aufgeben.

Im Dhammapada, einem der wichtigsten heiligen Schriften des Buddhismus, heißt es gleich zu Beginn:

„Wir sind das, was wir denken.
Alles, was wir sind, entsteht durch unsere Gedanken.
Mit unseren Gedanken erschaffen wir die Welt.
Sprich und handle gegen die Vernunft
Und Leid wird Dir folgen
Wie der Wagen dem Zugtier.
Sprich und handle wohlüberlegt
Und Glück wird Dir folgen
Wie Dein untrennbarer Schatten."

Der amerikanische Psychologe Albert Ellis hat Ähnliches herausgefunden. Man handelt so, wie man denkt. Eigentlich selbstverständlich. Wirklich? Auch die von Aaron T. Beck begründete Kognitive Therapie basiert auf dem Grundsatz, dass destruktives Denken schlechte Gefühle und schädliches Verhalten auslöst. Wer beispielsweise ständig negativ über sich, andere und die Zukunft denkt, riskiert eine Depression.

Aber weiß das nicht jeder? Das sind doch Binsenweisheiten. Aber wenn das Binsenweisheiten sind, warum glauben dann so viele Menschen, dass ihre Umwelt ihre Gefühle bestimmt? Sagen wir nicht Sätze wie: „Dieser Typ nervt mich“? Aber wie kann er mich nerven, wenn doch meine Emotionen von meinem Denken, also von mir selbst abhängen? Bestimme ich meine Gefühle oder tun dies andere?

Sind Sie fest davon überzeugt, die Regie in Ihrem Leben zu führen? Sind Sie LenkerIn Ihres Denkens, Fühlens und Handelns, so wie es die Kognitive Therapie postuliert? Ist Ihnen bewusst, dass Ihre Gedanken Ihre Welt erschaffen, wie es das Dhammapada behauptet? Wer führt den Löffel voller Vanilleeis zum Mund? Ihre Gene? Die Hormone? Ihre Fettzellen? Das Schicksal? Was setzt die Hand, die den Eiscremelöffel hält, in Bewegung? Vielleicht ein wohliges Gefühl? Und was geht dem angenehmen Gefühl voraus? Der Gedanke, dass ein Löffel Eiscreme jetzt herrlich wäre? Was würde passieren, wenn Sie, bevor Sie den Löffel noch einmal mit Eiscreme füllten, dächten: „Das Eis schmeckt herrlich. Aber jetzt ist es genug, denn ich will mein Wohlfühlgewicht erreichen“?

Mit Ihren Gedanken steuern Sie Ihr Handeln. Die Pizza, die Sie nicht essen, kann Sie nicht dick machen. Jedem Happen geht eine Entscheidung voraus. Was und wie viel Sie essen, ist allein Ihre Sache. Aber wie kommt Ihre Wahl zustande? Warum gelingt es Ihnen manchmal, weniger zu essen, während Sie bei anderer Gelegenheit nicht widerstehen können? KÖNNEN Sie in solchen Momenten nicht widerstehen oder

WOLLEN Sie es nicht? Seien Sie bitte präzise in der Wahl Ihrer Worte, denn sie bestimmen Ihr Tun.

Die Kognitive Verhaltenstherapie unterscheidet Gedanken, die ein Ziel unterstützen, und solche, die das Erreichen dieses Ziels verhindern. Lassen Sie uns gemeinsam überlegen, was das für Ihren Vorsatz, abzunehmen, bedeutet. Welche der folgenden Gedanken fördern Ihre Absicht, schlank zu werden?

„Jetzt gönne ich mir mal eine große Portion."
„Das Leben ist zu kurz für Knäckebrot."
„Ich esse heute etwas mehr. Das mache ich morgen wieder gut."
„Wer nicht sündigt, hat nichts vom Leben."
„Ich habe es bisher nicht geschafft, schlank zu werden. Deshalb ist es unmöglich."
„Willensfreiheit ist eine Illusion."
„Ab einem gewissen Alter kann man nicht mehr schlank sein."
„Weniger zu essen, ist zu schwer für mich."
„Ich müsste mich mehr bewegen, um abzunehmen. Dafür habe ich aber keine Zeit."
„Alles, was in diesem Buch steht, ist Käse. Apropos Käse, ich hole mir gleich mal eine Scheibe aus dem Kühlschrank."
„Ich brauche mehr Informationen, bevor ich anfangen kann abzunehmen."
„Aber ich esse überhaupt nicht viel und nehme trotzdem zu."
„Andere dürfen essen, was und wie viel sie wollen. Nur ich nicht. Die Welt ist ungerecht."

Keiner dieser Gedanken hilft Ihnen beim Abnehmen.
Aber Sie können zu Ihrem natürlichen Gewicht zurückfinden.
Aber dann müssen Sie neue Essgewohnheiten entwickeln.
Aber das geht nur, wenn Sie Ihr Ziel mit Ihren Gedanken unterstützen.
Ohne Wenn und Aber.

WAS REDE ICH MIR DA EIN?

Vernünftiges Denken erfüllt fünf Kriterien:

1] Es entspricht den Tatsachen.
Wer glaubt, in zwei Wochen zehn Kilo abnehmen zu können, nimmt sich etwas Unrealistisches vor. Bei einer durchschnittlichen Abnahme von einem Pfund pro Woche hat der Organismus Zeit, sich auf das neue Essverhalten einzustellen. Selten verläuft der Gewichtsverlust linear. Mal können es auch vier Pfund sein, ein andermal kommt vielleicht sogar wieder ein Kilo hinzu.

2] Es fördert die Gesundheit.
Jemand, der sich vornimmt, seine überflüssigen Pfunde wieder loszuwerden, fasst damit einen vernünftigen Entschluss, denn dieser wirkt sich positiv auf die Gesundheit und das Wohlbefinden aus.

3] Es hilft einem, sich gut zu fühlen.
Mit der richtigen Einstellung fällt das Abnehmen relativ leicht. Die Aussicht auf eine wesentlich schlankere Figur und bessere Beweglichkeit erfüllt einen mit Vorfreude. Sieht man dagegen nur den Verzicht auf große Mengen Knabberzeug, wird man traurig.

4] Es unterstützt die Ziele, die man sich gesetzt hat.
Der Gedanke „Ich kann mein Wohlfühlgewicht erreichen" ist vernünftig, weil er das Ziel, abzunehmen, begünstigt. Sich die Fähigkeit abzusprechen, weniger zu essen, blockiert dagegen das Vorhaben.

5] Es erleichtert das Zusammenleben mit anderen Menschen.
Anderen übel zu nehmen, dass sie die eigene Meinung nicht teilen, hilft keinem. Auf der Erde ist Platz für Schlanke und für Übergewichtige. Zuträglicher ist es, seinen Mitmenschen Zeit zu lassen, sich daran zu gewöhnen, dass man selbst von nun an weniger isst.

Ist es vernünftig zu glauben, dass Übergewicht etwas Gutes sei? Prüfen Sie diese Annahme anhand der fünf Kriterien bitte selbst:

- → Entspricht diese Überzeugung den Tatsachen? Ist es wirklich gut, dick zu sein? Inwiefern?
- → Fördern die übermäßigen Rundungen die Gesundheit?
- → Hilft einem das Übergewicht, sich wohlzufühlen? Auch langfristig?
- → Unterstützt Kleidergröße 48 die eigenen Ziele? Welche?
- → Ist Übergewicht ein Vorteil beim Anbahnen und Aufrechterhalten von Beziehungen?

Wenn Sie sich das nächste Mal überreden wollen, so viel zu essen wie bisher, achten Sie einmal auf Ihre Gedanken. Sind diese vernünftig? Nehmen wir zum Beispiel an, dass Sie sich sagen hören: „Heute tue ich mir mal etwas Gutes und lass es beim Essen richtig krachen."

- → Stimmt das? Tun Sie sich auf Dauer gesehen wirklich etwas Gutes?
- → Werden Sie durch das opulente Essen gesünder?
- → Fühlen Sie sich auch morgen noch besser, wenn Sie heute über die Stränge schlagen?
- → Fördern Sie mit solchen Gedanken Ihr Ziel, endlich wieder schlank zu sein?
- → Nutzt es Ihren Beziehungen, wenn Sie weiter zunehmen?

ICH MACHE, WAS ICH WILL

Daran habe ich keinen Zweifel. Sie machen immer, was Sie wollen. Oder etwa nicht? Vielleicht meinen Sie, dass Sie nur arbeiten, weil Sie es müssten. Das nehme ich Ihnen nicht ab. Sie gehen zur Arbeit, weil Sie es wollen. Weil Sie Gründe haben, es zu tun: um Geld zu verdienen, um sich nicht zu langweilen und um Kontakt zu anderen zu haben. Aus diesen und vielen anderen Gründen arbeiten Menschen. Einige tun es sogar, weil es ihnen Spaß macht, auch wenn sie es nicht zugeben wollen.

Worauf ich hinaus will, ist jedoch etwas anderes. Einige Menschen entwickeln eine Trotzhaltung, wenn sie den Eindruck haben, dass jemand von ihnen verlangt abzunehmen. Machen Sie bitte nicht diesen Fehler. Sie allein entscheiden, ob Sie Ihr Wohlfühlgewicht erreichen wollen. Niemand sonst. Es ist egal, ob andere neben Ihnen stehen und Ihnen ins Ohr schreien: „Nimm endlich ab!“ Jedenfalls wäre dies kein Grund, bockig zu werden. Entweder Sie wollen abnehmen oder nicht. Das ist das Einzige, worauf es ankommt.

Ich jedenfalls kann Ihnen versichern, dass ich nichts gegen Dicke habe. Fühlen Sie sich durch dieses Buch bitte nicht gedrängt abzunehmen. Es richtet sich allein an diejenigen, die schlanker werden MÖCHTEN.

Meinetwegen kann jeder, der das will, gerne so viel wiegen wie Manuel Uribe Garza (592 Kilo) oder mehr. Es ist nicht mein Körper. Ich mache, was ich will. Sie tun, was Sie möchten. DAS ist der Deal.

Zu sagen: „Ich weigere mich, abzunehmen, weil irgendjemand mich dazu drängen will", ist entweder ein Vorwand oder falsch verstandene Selbstsicherheit. Wer so denkt, stellt seine Trotzreaktion über seine eigenen Interessen.

Nehmen wir einmal an, jemand kommt jetzt zur Tür herein und sagt: „Du musst heute noch fünf Seiten an deinem Buch schreiben". Darauf entwickle ich eine Wut und denke: „Das wollen wir doch mal sehen." Statt weiterzuschreiben, gehe ich ins Schwimmbad. Was bedeutet das? Doch nur, dass ich mich von dem anderen bestimmen lasse. Da ich den durchaus zutreffenden Eindruck hatte, er wolle Druck ausüben, mache ich etwas, das ich im Grunde nicht tun will. Ich gehe ins Schwimmbad, obwohl ich am liebsten schreiben würde.

Ist das vernünftig? Nein, ich erreiche mein Ziel nicht. Ich fühle mich nicht wohl mit meiner Entscheidung. Ich bin sauer auf den anderen. Wenn ich mir wegen solcher Kleinigkeiten öfter Stress mache, schade ich sogar meiner Gesundheit.

Zurück zu Ihnen: Sie dürfen so viel wiegen, wie Sie wollen. Wenn Sie Ihr Wohlfühlgewicht anstreben, essen Sie weniger. Wenn nicht, dann nicht. Sie müssen nicht abnehmen. Aber Sie müssen auch nicht übergewichtig bleiben.

Tun Sie nicht, was Sie nicht tun wollen.
Tun Sie, was Sie nicht tun wollen.
Tun Sie nicht, was Sie tun wollen.
Tun Sie, was Sie tun wollen.
Es ist immer Ihre Entscheidung.

ZWEIFELN – ABER RICHTIG

Ob Sie Ihr Wohlfühlgewicht erreichen und für immer behalten, hängt davon ab, was Sie denken: Das ist die Botschaft dieses Buchs. Ihr Denken bestimmt Ihr Handeln, also auch Ihr Essverhalten. Das Essverhalten bedingt die Gewichtsabnahme (oder -zunahme!). Deshalb ist Ihre innere Einstellung der eigentliche Grund Ihres Taillenumfangs.

Wenn Sie weiter so denken wie bisher, werden Sie so dick bleiben, wie Sie sind, oder weiter zunehmen. Das Tückische an den Gedanken, die Sie zum übermäßigen Essen verführen, ist, dass sie so überzeugend sind. Die Idee „Ich tu mir mal etwas Gutes“ klingt so einleuchtend. Warum um Himmels willen sollte man sich nicht etwas Gutes tun? Wer wollte da widersprechen?

Wir haben aber bereits gesehen, dass man sehr wohl Zweifel an diesem an sich richtigen Gedanken haben darf, wenn das „Gute“ darin besteht, im Übermaß zu essen und zu trinken. Sie haben nur dann eine Chance, wieder schlank zu werden, wenn Sie sich Ihre Gedanken vor, bei und nach dem Essen bewusst machen und diese gegebenenfalls anzweifeln. Mit welchen Überlegungen bringen Sie sich dazu, mehr zu essen, als Ihnen guttut?

Bleiben wir bei dem „genialen" Einfall „Ich tu mir mal etwas Gutes". Wie zweifeln Sie ihn an? Indem Sie ihn infrage stellen:

1] Stimmt es, dass ich mir etwas Gutes tue, wenn ich jetzt noch eine zweite Portion Eis nehme?
2] Stimmt es wirklich, dass ich mir damit etwas Gutes tue?
3] Welche Folgen hat dieser Gedanke? Erste Folge: Ich fülle meinen Teller erneut. Ich esse und trinke, solange es mir schmeckt. Weitere Folge: Am nächsten Morgen wiege ich ein Kilo mehr.
4] Was würde ohne diesen Gedanken passieren? Dann würde ich nur so viel essen und trinken, dass ich keinen Hunger mehr habe. Am nächsten Tag hätte ich ein halbes Pfund abgenommen.
5] Drehen Sie den ursprünglichen Gedanken um: „Ich tu mir NICHTS Gutes, wenn ich jetzt weiteresse" oder „Ich tu mir etwas Gutes, wenn ich jetzt NICHT weiteresse."

Finden Sie drei Gründe, warum Sie sich etwas Gutes tun, wenn Sie keinen Nachschlag nehmen.

a] Ich freue mich, weil ich standhaft geblieben bin.
b] Ich finde mein natürliches Gewicht wieder. Das ist mir mehr wert als ein kurzfristiger Genuss.
c] Ich passe demnächst wieder in meine alten Jeans. Ich fühle mich leichter. Meine Gesundheit wird besser.

Diese Methode, auf den ersten Blick überzeugende, tatsächlich aber schädliche Gedanken anzuzweifeln, stammt von der amerikanischen Seminarleiterin Byron Katie. Sie hat eine Variante der Kognitiven Verhaltenstherapie entwickelt. Der Vorteil ihres Konzepts liegt darin, dass es besonders einfach anzuwenden ist. Es besteht aus nur vier Fragen und einer Umkehrung der schädlichen Gedanken. Alternativ können Sie die folgenden drei Fragen stellen:

1] Stimmt das? Wo ist der Beweis dafür, dass ich mir etwas Gutes tue, indem ich zu viel esse? (Es gibt keinen.)

2] Hilft mir dieser Gedanke, wieder schlank zu werden? Nein, im Gegenteil, wenn ich so denke, bleibe ich dick und nehme immer weiter zu.
3] Welche Überlegungen würden mein Ziel fördern? Zum Beispiel: „Ich tu mir heute etwas Gutes, indem ich mich entspanne“; „Ich nehme lieber ab, statt jetzt weiterzuessen“; „Ich bin satt und es hat geschmeckt. Mehr brauche ich nicht“; „Es war toll, als ich noch schlank war. Da will ich wieder hin. Dafür zahle ich gerne diesen kleinen Preis“.

Viele zweifeln, ob sie es schaffen können, wieder schlank zu sein. Das sind die falschen Bedenken. Zweifeln Sie lieber Ihre Zweifel an, zum Beispiel mit diesem Einwand: „Ich bin nicht in der Lage abzunehmen.“

Die vier Fragen:

1] **Stimmt das?**
Hm, ich weiß nicht.
2] **Stimmt es wirklich, dass ich nicht abnehmen kann?**
Nein, ich habe schon andere Sachen geschafft, die auch schwierig waren. Was andere können (wieder schlank werden), kann ich auch. Ich höre auf, mir einzureden, dass ich scheitern werde. Dann habe ich eine echte Chance.
3] **Welche Folgen hat der Gedanke, dass mir das Abnehmen misslingen wird?**
Ich bin deprimiert und tröste mich, indem ich esse.
4] **Wie wäre es ohne den Gedanken, dass ich nicht abnehmen kann?**
Ich wäre sofort motiviert, weniger zu essen.
5] **Die Umkehrung des destruktiven Gedankens lautet also:**
„Es gelingt mir abzunehmen.“
„Es gelingt mir nicht, dick zu bleiben.“

Meist sind mehrere Umkehrungen möglich, man tauscht die Begriffe. Aus einer Bejahung wird eine Verneinung, aus einer Verneinung eine Bejahung, aus „mehr“ wird „weniger“ und aus „dick“ „schlank“.

Drei Gründe, warum es mir nicht gelingt, dick zu bleiben:

a] Ich esse bei jeder Mahlzeit weniger als sonst.

b] Ich denke anders. Meine Gedanken unterstützen mein Ziel.

c] Ich entwickle neue Denk- und Essgewohnheiten, sodass ich für immer schlank bleibe.

Alternativ könnten Sie Ihre Zweifel anzweifeln:

1] **Stimmt es, dass ich nicht abnehmen kann? Wo ist der Beweis dafür?**
Ich bin mit meinen bisherigen Diäten gescheitert. Das ist aber kein Beweis dafür, dass es mir in Zukunft nicht gelingen wird. Außerdem mache ich diesmal keine zeitlich begrenzte Diät, sondern ändere dauerhaft meine Essgewohnheiten.

2] **Hilft mir der Gedanke, dass es mir nicht gelingen wird, wieder schlank zu werden?**
Nein, im Gegenteil. Wenn ich so denke, mache ich es mir unmöglich abzunehmen.

3] **Was könnte ich stattdessen denken?**
Ich schaffe es, weniger zu essen. Dadurch nehme ich automatisch ab. Es ist gar nicht so schwierig, wie ich es mir vorgestellt habe. Ich will unbedingt wieder schlank sein. Was ich mir hundertprozentig vornehme, gelingt mir.

Jetzt kennen Sie das Prinzip, Zweifel anzuzweifeln. Es braucht allerdings einige Übung, sich die Gedanken bewusst zu machen. Seien Sie besonders wachsam beim Einkaufen Ihrer Lebensmittel, bei der Zubereitung Ihrer Speisen und während des Essens. Sie werden staunen, wie viele Gedanken Sie produzieren, um sich zum übermäßigen Genuss zu überreden. Aber Sie sind jetzt gewappnet. Sie stellen Ihre Zweifel infrage. So gewinnen Sie eine neue Einstellung zum Essen.

VERLANGEN, HEISSHUNGER & CO.

Eine besonders starke Form des Widerstands ist das Verlangen. Auf Süßes, auf mehr Portionen, auf größere Mengen, auf die „Dickmacher" Pizza, Schokolade, Hamburger, auf das ganze Knabberzeug und Naschwerk. Verlangen, Heißhunger, Appetit, Gier, Lust, Jieper, Sucht: Nennen Sie es, wie Sie wollen. Das Ergebnis ist immer dasselbe: der Griff nach dem Objekt der Begierde.

Wie werden Sie in Zukunft damit fertig? In der Vergangenheit war die einfachste Form des Umgangs mit dem Verlangen das Nachgeben. Damit Sie Ruhe hatten. Aber um welchen Preis? Sie wissen es bereits: kurze Befriedigung, lange Reue, dicker Bauch. Es liegt in der Natur der Gier, dass man sie nicht wirklich befriedigen kann. Es gibt prinzipiell kein Genug. Deshalb werden Übergewichtige tendenziell immer dicker. Gier, das heißt mehr, mehr, mehr. Was tun?

Wieder beginnt es mit einer neuen Einstellung zum Appetit. Nur weil sich das Verlangen nach Schokochips einstellt, bedeutet das noch lange nicht, dass man nach der Tüte greift und den Inhalt komplett leert. Beobachten Sie das Verlangen. Wo spüren Sie es? Welche Gedanken begleiten es? „Ich kann es nicht mehr aushalten", „Ich MUSS die Schokochips jetzt sofort alle aufessen", „Das Verlangen ist unerträglich" (wirklich?), „Nur dieses eine Mal", „Morgen esse ich dafür umso weniger."

→ Schauen Sie sich Ihre Gier genau an. Wann wird sie stärker, unter welchen Umständen schwächer? Wie hängt Sie mit Ihren inneren Bildern zusammen? Nimmt sie zu, wenn Sie sich die Schokochips vorstellen und sie bereits im Geiste schmecken? Verschwindet sie, wenn Sie an etwas anderes denken?

→ Die Grundregel lautet: nicht handeln. Gehen Sie auf keinen Fall zum Vorratsschrank. Reißen Sie die Tüte nicht auf. Tun Sie etwas anderes. Machen Sie weiter. Nehmen Sie sich etwas vor, das Ihnen Spaß macht, aber nichts mit Essen oder Trinken zu tun hat.

→ Erlauben Sie dem Verlangen, da zu sein. Dagegen zu kämpfen, ist sinnlos. Es verschwindet von allein wieder. Und das ist der wichtigste Punkt. Man glaubt zwar, es würde nie nachlassen, aber das stimmt nicht. Der Appetit vergeht. Zumindest wird er schwächer. Nach einiger Zeit merken Sie, dass er weg ist.

→ Lernen Sie, Hunger von Verlangen zu unterscheiden. Wenn Sie Hunger haben, essen Sie. Wenn Sie Appetit haben, reagieren Sie nicht. Halten Sie sich an bestimmte Essenszeiten. Frühstück, Mittag- und Abendessen und zwischendurch höchstens ein Stück Obst (also nicht das, was Sie bisher unter einer „Kleinigkeit" verstanden haben). Eine Hauptmahlzeit auszulassen, ist nicht die Lösung. Es mag Ihnen ein gutes Gefühl geben, morgens nichts zu essen („Super, so nehme ich ab und spare auch noch Zeit"). Aber dadurch bauen Sie im Laufe des Tages einen unbändigen Appetit auf und irgendwann brechen alle Dämme. Mit so viel Kohldampf im Magen fühlen Sie sich berechtigt, jetzt „richtig" zu essen, mit dem Ergebnis, dass Sie nicht ab-, sondern zunehmen.

→ Machen Sie einen täglichen Essensplan und halten Sie sich daran. Das kann bedeuten, dass Sie zum Frühstück eine Kleinigkeit essen, obwohl sie meinen, es eigentlich nicht zu brauchen. Dann wieder gegen Mittag und noch einmal am Abend. Das ist jedoch kein ehernes Gesetz. Finden Sie selbst heraus, ob Sie lieber dreimal oder fünfmal essen möchten. Die Idee hinter dem Plan besteht nur darin, dass Sie nichts zu sich nehmen, weil es Ihnen spontan einfällt. Dadurch wird Ihr Essen nämlich unkontrollierbar. Sie meinen, eigentlich gar nicht viel verdrückt zu haben, aber eine Kameraaufzeichnung würde beweisen, dass Sie ständig gefuttert haben.

Erlauben Sie dem Verlangen, da zu sein. Dagegen zu kämpfen, ist sinnlos. Es verschwindet von allein wieder.

→ Rechnen Sie mit dem Verlangen. Es wird mit Sicherheit auftauchen. Besonders in den ersten Wochen kann es sein, dass es Sie ständig begleitet. Das ist ein gutes Zeichen. Es zeigt Ihnen, dass Sie dabei sind, sich zu verändern. Ohne dass Sie sich aus Ihrer Komfortzone herausbewegen, werden Sie Ihr Wohlfühlgewicht nicht erreichen. Das ist das Paradoxe: Sie durchleben eine Zeit des leichten Unbehagens, um eine neue Gewohnheit aufzubauen. Im Gegensatz zum alten Wohlbefinden wird das neue wesentlich größer sein, weil sie von Monat zu Monat beweglicher, gesünder und schöner werden.

Fallen Sie nicht auf den Trick herein, eine Ausnahme zu machen. Erst sagen Sie sich: „Nur dieses eine Mal, nur ein winziges Häppchen." Aber sobald Sie die ersten Schokochips heruntergeschlungen haben, finden Sie: „Jetzt ist es eh egal", und machen die Tüte leer, um sich dann hoch und heilig zu versprechen, beim nächsten Mal ganz bestimmt standfest zu bleiben. Und irgendwann geben Sie ganz auf und sagen sich: „Ich schaffe es einfach nicht. Am besten bleibe ich so dick, wie ich bin“.

Das Verlangen ist einfach ein Gefühl. Identifizieren Sie sich nicht damit. Es ist einfach etwas, das Ihr Gehirn automatisch hervorbringt, weil Ihr Körper es gewohnt ist, viel zu essen. Lassen Sie Ihr Leben davon nicht bestimmen. Denken Sie darüber nach, ob Sie das Verlangen haben oder ob das Verlangen Sie hat. Sie werden zu dem Ergebnis kommen, dass Sie mehr sind als Ihr Appetit.

Ob Essen zur Sucht werden kann, ist umstritten. Aber selbst wenn es das wäre, ist es doch so, dass Menschen alle möglichen Süchte überwinden können. Die anfänglichen „Entzugserscheinungen“ klingen mit der Zeit ab. Was bleibt, ist eine große Freiheit und im Fall des Abnehmens zusätzlich noch eine schlankere Figur.

Bewusstheit in wenigen Worten

Widerstände kommen nicht nur von außen. Stellen Sie sich darauf ein, dass Ihre Motivation mal stärker und mal schwächer ist, dass Ihr Selbstvertrauen schwankt und dass Ihre Selbstsicherheit gelegentlich verloren geht.

Um neue Essgewohnheiten zu entwickeln, müssen Sie bewusst weniger essen und trinken. Sonst bleiben Sie übergewichtig.

Ihr Körper und Ihr Geist möchten am liebsten so weitermachen wie bisher. Aber wenn Sie in Ihrer Komfortzone bleiben, ändert sich nichts.

Sie haben jederzeit die Wahl. Sie können weiteressen wie gewohnt und Ihre überflüssigen Pfunde behalten oder Ihre Portionen verkleinern und schlank werden.

Indem Sie beim Essen und Trinken ein wenig verzichten, gewinnen Sie eine gute Figur, mehr Beweglichkeit und mehr Wohlbefinden.

Manche Gedanken machen das Abnehmen schwer, andere leicht. Achten Sie auf Ihr inneres Selbstgespräch und stellen Sie Ihre Zweifel infrage. Reden Sie so mit sich, dass Sie Ihrem Wohlfühlgewicht bei jeder Mahlzeit näher kommen.

Selbstcoaching: Bin ich stärker als meine Widerstände?

Wie groß sind Ihre Zweifel, dass Sie es schaffen, schlank zu sein?
Schätzen Sie Ihre Bedenken auf einer Skala von 1 bis 10 ein.
1 bedeutet „keine Zweifel“, 10 „unüberwindbare Bedenken“.

1	2	3	4	5	6	7	8	9	10

Wie müssten Sie denken, um keine Zweifel mehr zu haben?

....

....

....

Mit welchen Gedanken hindern Sie sich daran abzunehmen?

....

....

....

Treffen diese hinderlichen Gedanken wirklich zu?
Wenn ja, warum?

....

....

....

Welche Beweise gibt es, dass Ihre Zweifel berechtigt sind?

....

....

....

....

Was spricht gegen Ihre Zweifel?

....

....

....

Wie wäre es, wenn Sie das Gegenteil Ihrer hinderlichen Überzeugungen dächten?

....

....

....

....

Vervollständigen Sie bitte den Satz: „Selbstverständlich könnte ich bei der nächsten Mahlzeit weniger essen, aber ...“

Listen Sie alle Einwände auf, die Ihnen spontan einfallen.

....

....

....

....

....

Mit welchen Argumenten könnten Sie jeden einzelnen Einwand entkräften?

....

....

....

....

Glauben Sie an Ihr Wohlfühlgewicht und an Ihre Fähigkeiten, es zu erreichen?

....

....

....

....

KAPITEL

7

Entschlossenheit:
Ich fange sofort an

SCHLANK WERDEN IST EINFACH

Um schlank zu werden, müssen Sie wenig tun. Anders dagegen, wenn Sie zunehmen wollen. Keith Martin aus London wog mit 42 Jahren 382 Kilo (BMI 114). Morgens aß er acht Hotdogs und vier Scheiben Brot, dazu trank er gesüßten Kaffee. Mittags Schokoriegel, Kuchen und Kekse, dazu wieder zuckersüßen Kaffee. Abends 16 Würstchen mit Pommes, Kaffee wie gehabt.

Von nichts kommt nichts. Eigentlich lautet die Frage nicht: Wie wird man schlank?, sondern: Wie hat man es geschafft, so viele überflüssige Pfunde anzusammeln? Um zuzunehmen, muss man eine Menge tun. Man muss häufig und viel essen, am besten Süßes und Fetthaltiges, dazu Cola, Bier und Wein trinken. Es ist so ähnlich wie beim Rauchen. Man muss sich immer wieder eine Zigarette anstecken. Sonst ist man automatisch Nichtraucher. Der Unterschied zum Essen liegt nur darin, dass man die Nahrungsaufnahme nicht komplett einstellen kann. Warum auch? Wer möchte auf die leckeren Speisen und Getränke ganz verzichten?

Um abzunehmen, genügt es, weniger als bisher zu essen. Hat man gewöhnlich sieben Mahlzeiten zu sich genommen, geht man runter auf sechseinhalb oder vier. Unter Mahlzeit ist übrigens jede Nahrungsaufnahme zu verstehen, also auch die Eistüte zwischendurch genauso wie die kleine Pizza unterwegs, also nicht nur das Frühstück, das Mittagessen und das Abendbrot.

Zumindest am Anfang ist es nicht einmal nötig, die Anzahl der Mahlzeiten zu verringern. Es genügt, jedes Mal die Menge zu verkleinern: statt fünf Eiskugeln drei, statt vier Gläser Cola zwei. Wenn Sie das konsequent machen, ist die Rückkehr zum natürlichen Gewicht ein Selbstläufer.

Damit können Sie sofort beginnen. Sie brauchen keine anderen Lebensmittel als die, die Sie im Kühlschrank haben. Essen in der Kantine ist kein Tabu. Die Diät, die im Urlaub nicht durchführbar war, gehört der Vergangenheit an. Sie essen das, was da ist. Nur weniger.

→ Fangen Sie klein an. Etwas weniger Sauce, das Glas Bier nicht austrinken, zwei Löffel Nachschlag statt drei, einen Schokoriegel weglassen. So wenig, dass Sie es fast nicht merken.

→ Übermenschliche Anstrengungen können Sie sich sparen. Lassen Sie sich Zeit. Setzen Sie sich keine Frist. Sie bleiben für den Rest Ihres Lebens sowieso bei Ihren neuen Essgewohnheiten. Auf ein paar Monate kommt es jetzt nicht an.

→ Sie dürfen sogar ab und zu über die Stränge schlagen. Das tun Schlanke auch. Was zählt, ist die Summe aller Mahlzeiten. Die Gesamtmenge Ihres Essens pro Woche, Monat und Jahr entscheidet, was für einen Bauchumfang Sie am Ende haben. Vereinzelte opulente Gelage fallen kaum ins Gewicht.

Deshalb ist dies die zwangloseste Art abzunehmen, die denkbar ist. Keine endlosen Vorschriften, keine besonderen Lebensmittel, keine Quälerei. Sie dürfen essen, was Sie wollen und wann Sie wollen. Ob Diät oder nicht, das ist vollkommen egal. Hauptsache, es schmeckt Ihnen und Sie fühlen sich wohl dabei. Solange Sie weniger essen als bisher, werden Sie abnehmen.

Sich zu ändern, fällt allen Menschen schwer. Die wirksamste Strategie besteht deshalb darin, so wenig wie möglich zu ändern. Kleine Umstellungen sind allerdings schon notwendig; denn ohne jede Änderung würde alles so bleiben, wie es ist.

Auf große, einschneidende Veränderungen reagieren die meisten Menschen mit Angst. Wenn sie aus ihren Gewohnheiten gerissen werden, fühlen sie sich verunsichert.

Es ist erschreckend, wie viele Menschen sogar lieber sterben, als sich zu ändern. Alan Deutschman berichtet in seinem Buch „Change or die", dass 90 Prozent der herzkranken PatientInnen ihren Lebensstil nach einer Bypassoperation nicht ändern, obwohl der ärztliche Eingriff oft nur eine vorübergehende Besserung bringt und Korrekturen an der Lebensweise unumgänglich wären.

Ermutigend ist allerdings, dass eine kleine Minderheit der Kranken sogar ohne Operation wieder gesund wird, indem sie aufhört zu rauchen, sich extrem fettarm ernährt, sich mehr bewegt, sich entspannt und an einer wöchentlichen Gesprächsgruppe teilnimmt. Wer ein Jahr lang ein solches Programm durchlaufen hat, gehört auch drei Jahre später mit großer Wahrscheinlichkeit zu den 77 Prozent, die ihren neuen, gesunden Lebensstil beibehalten haben.

Auch wenn so viel Vernunft bisher selten ist, unterstreichen solche Erfahrungen, dass Veränderungen möglich sind. In diesem Fall waren es Schwerkranke, deren Leben bedroht war. Sie mussten schnelle, drastische Korrekturen an ihrer Lebensweise vornehmen, um wieder gesund zu werden.

Bei Gesunden genügen kleine, langsame Veränderungen. Sie führen in eine neue Richtung, sind jedoch so behutsam, dass weder große Verunsicherung noch zu viel Unbehagen entstehen. Ein bisschen Abwechslung ist den meisten sogar willkommen. Aus dem alten Trott auszubrechen, macht bis zu einem gewissen Grad Spaß.

SO MACHT DAS ESSEN WEITER SPASS

Unter welchen Voraussetzungen Verhaltensänderungen gelingen, ist heute weitgehend bekannt. Es hat sich nur noch nicht überall herumgesprochen. Am Anfang sollte ein klares Ziel stehen. Sonst weiß man nicht, ob man angekommen ist. Das klingt eigentlich selbstverständlich, ist es aber keineswegs. Viele starten mit einer mehr als vagen Vorstellung davon, was sie wollen.

Beispiel Fitness: Wie weiß einer, ob er fit ist, wenn er keinen Maßstab dafür entwickelt hat? Nimmt sich jemand vor, in einer Stunde sechs Kilometer zu laufen, ist das Ziel eindeutig. Schafft er es, ist er nach seiner eigenen Richtschnur fit. Gelingt es ihm nicht, müsste er mehr trainieren. Deshalb sollten Sie sich gleich zu Beginn überlegen, welches Gewicht Sie anstreben oder in welche Kleidergröße Sie passen wollen.

Übrigens sollten Sie neben Ihrem Fernziel immer auch ein Nahziel definieren. Das heißt, wenn Sie acht Kilo abnehmen wollen, streben Sie zunächst an, ein Kilo weniger zu wiegen. Dann noch einmal ein Kilo und so weiter. Auf diese Weise können Sie mehrere kleine Erfolge feiern.

Als Nächstes müssen Sie in regelmäßigen Abständen Ihre Fortschritte messen. Am einfachsten wäre es, jeden Tag auf die Waage zu steigen und das Gewicht zu notieren. Dann sehen Sie, ob Sie Ihrem Ziel näher kommen, sich von ihm entfernen oder auf der Stelle treten. Eine weitere Möglichkeit wäre, jede Woche mit einem Zentimetermaß den Bauchumfang zu bestimmen.

Woher wissen Sie, ob Sie tatsächlich weniger essen als bisher? Dazu müssten Sie erst einmal in Erfahrung bringen, wie viel Sie im Moment essen. Wie sieht ein „normales“ Frühstück, Mittag- und Abendessen bei Ihnen aus? Was und wie viel essen Sie zwischendurch?

Vermeiden Sie Misserfolge. Sie sollen das Gefühl haben, eigentlich Ihre Portionen noch weiter verkleinern zu können.

Wenn Sie es ganz genau machen wollen, führen Sie ein Tagebuch über Ihr Essen, in dem Sie notieren, wann Sie was in welchen Mengen verspeist haben (die Getränke nicht vergessen!). Hier ist absolute Ehrlichkeit gefragt. Sie schulden niemandem Rechenschaft, sollten aber selbst genauestens wissen, was Sie tun.

Schriftliche Aufzeichnungen sind nicht jedermanns Sache und auch nicht unbedingt nötig. Probieren Sie es ohne. Aber machen Sie welche, wenn diese Sie dabei unterstützen herauszufinden, wann, was und wie viel Sie essen und trinken. Hauptsache, Sie haben einen klaren Überblick über Ihr Essverhalten. Auf dieser Basis können Sie Ihren Konsum reduzieren: zwei Scheiben Brot statt drei, eine kleine Pizza statt einer großen und so weiter.

Motivation und Entschlossenheit vorausgesetzt, sind derart kleine Reduzierungen der Portionen leicht machbar. Anfangs mag es etwas lästig erscheinen, bewusster zu essen, anstatt einfach den inneren Impulsen nachzugeben. Das ist jedoch nur die eine Seite. Der Spaß stellt sich nämlich ein, wenn Sie sehen, wie Sie Woche für Woche ein bis zwei Pfund abnehmen. Mehr wäre übertrieben. Das würden Sie auf Dauer wahrscheinlich nicht durchhalten. Vermeiden Sie Misserfolge. Sie sollten das Gefühl haben, eigentlich Ihre Portionen noch weiter verkleinern zu können. So verhindern Sie, sich zu überfordern.

Alle lieben es, erfolgreich zu sein. Beobachten Sie einmal Kinder, die vor Begeisterung über ihr neu erworbenes Können aus allen Knopflöchern strahlen, sei es, dass sie zum ersten Mal ohne Stützräder Fahrrad fahren, bis zehn zählen können oder beim Videospiel gewinnen.

Dasselbe Gefühl werden Sie erleben, wenn Sie von Erfolg zu Erfolg eilen. Ihnen ist bei jeder Mahlzeit bewusst, dass Sie zu Ihrem natürlichen Essverhalten zurückkehren. Jeder Verzicht auf eine Portion Chips wird zu einem weiteren Triumph.

Sie steigen von jetzt an gerne auf die Waage, weil Sie dort ablesen können, dass es klappt. Bald sehen Sie die Erfolge auch im Spiegel. Ihre Hose ist schon wieder zu weit. Ihre FreundInnen fangen an, Sie zu beneiden. (Neid ist nicht die schönste Form der Anerkennung, aber eine der häufigsten.) Sie merken: So macht das Abnehmen Spaß.

EINE GUTE NACHRICHT FÜR BEWEGUNGSMUFFEL

Sein Verhalten zu ändern, ist nicht ganz leicht. Wäre es das, würde es öfter passieren. Sich ein neues Essverhalten anzugewöhnen, ist eine Herausforderung. Wer zusätzlich ein Fitnessprogramm anfängt, steigert den Schwierigkeitsgrad noch um einiges. Die Gefahr, nach ein paar Wochen, vielleicht sogar schon nach wenigen Tagen, nicht nur die Fitnessübungen abzusetzen, sondern so viel zu essen wie zuvor, wächst erheblich, wenn man sich überfordert fühlt.

Damit wir uns nicht missverstehen: Ich befürworte gesunde Bewegungen. Für ein Leben in watteweichen Polstersesseln sind wir nicht geschaffen. Autos, Rolltreppen, Fahrstühle, motorgetriebene Rasenmäher, Staubsaugerroboter mögen zwar bequem sein, aber mit ihnen ersparen wir uns die körperlichen Aktivitäten, die wir dringend benötigen.

Bewegung ist eine der Säulen der Gesundheit. Sie vertieft unsere Atmung. Wir nehmen mehr Sauerstoff auf. Der Kreislauf kommt in Gang. Die Verdauung wird angeregt. Die Muskeln wachsen. Ausdauer, Kraft und Schnelligkeit nehmen zu. Die Organe arbeiten besser. Die auf die Anspannung folgende Entspannung ist tiefer, der Schlaf erholsamer.

Der Wert von Bewegung steht daher außer Frage. Es geht nur darum, wie man strategisch am besten vorgeht. Ist es besser, alles gleichzeitig zu versuchen oder dies nacheinander zu tun? Weniger zu essen, andere Lebensmittel einzukaufen, sich mehr zu bewegen, mit dem Rauchen aufzuhören und sich regelmäßig zu entspannen: Das kann zu viel auf einmal werden.

Daher halte ich es für klüger, seine Gewohnheiten nach und nach zu ändern. Sobald Sie es selbstverständlich finden, weniger als bisher zu essen, können Sie den nächsten Schritt machen. Es dauert einige Wochen oder Monate, bis Sie sich an ein neues Verhalten gewöhnt haben. Mit der Zeit machen Sie es automatisch. Dann ist der richtige Zeitpunkt gekommen, sich auf den nächsten Punkt zu konzentrieren.

Konzentration und Motivation stehen uns nur begrenzt zur Verfügung. Deshalb muss man sich überlegen, wofür man sie einsetzen will. Alles auf einmal zu wollen, funktioniert nur ausnahmsweise. Das zeigt die Erfahrung.

Im Übrigen ist Bewegung nicht das beste Mittel, um abzunehmen. Menschen können viel laufen, ohne nennenswert an Gewicht zu verlieren. Das hat die Natur so eingerichtet, damit wir stundenlang Früchte sammeln können. Wäre die Energiebilanz beim Gehen negativ, hätten unsere Vorfahren nicht überlebt.

Gewichtheben verbraucht dagegen sehr viele Kalorien. Aber wollen Sie das wirklich? Dafür bräuchten Sie außerdem eine sehr gute Grundfitness und müssten kerngesund sein.

Erschwerend kommt hinzu, dass die meisten Menschen falsch trainieren. Sie betreiben Leistungs- statt Gesundheitssport. Marathonläufe stehen im Blickpunkt des öffentlichen Interessen. Sportunfälle sind heute häufiger als Arbeitsunfälle.

Wenn Sie sich mehr bewegen wollen, suchen Sie sich lieber etwas aus, das Ihnen Spaß macht. Bewegen Sie sich, um Freude an körperlicher Aktivität zu haben, nicht um abzunehmen. Dann entfällt auch die Frage, wie sehr Sie sich anstrengen müssen.

GESÜNDER OHNE ERNÄHRUNGSUMSTELLUNG

Etliche ExpertInnen empfehlen Vollwerternährung. Meist wird darunter eine abwechslungsreiche Kost mit reichlich Gemüse, Obst, Getreide, etwas Fleisch und Fisch, wenig Fett und Süßigkeiten verstanden. Alle Lebensmittel sollten möglichst naturbelassen und biologisch angebaut sein. Ich unterstütze diese Empfehlungen, möchte aber erneut die Frage aufwerfen, welche Strategie die beste ist. Sollen diejenigen, die abnehmen möchten, nicht nur weniger essen, sondern gleichzeitig auch noch Ihre Einkaufs-, Zubereitungs- und Geschmacksgewohnheiten ändern? Je radikaler der Neuanfang ausfällt, desto mehr Nerven und Geduld braucht man. Die Gefahr des Scheiterns wächst. Es ist daher besser, sich nicht zu viel auf einmal vorzunehmen.

Erinnern Sie sich noch an den früheren dicken deutschen Außenminister, der nicht nur abnahm, sondern auch noch Marathon lief? Sein Buch über den Weg zu sich selbst wurde ein Bestseller. Es dauerte nicht lange, bis er das Marathonlaufen aufgab. Und bald war er auch wieder übergewichtig. Eine weitere Lektion, wie es nicht funktioniert, einem Millionenpublikum vorgeführt! Der Weg zu sich selbst ist ein anderer. Für die meisten LeserInnen seines Buchs dürfte sich übrigens ebenfalls wenig geändert haben.

Kennen Sie noch den Namen der fülligen Schauspielerin, die abnahm, ein Buch schrieb, wieder zunahm, beim Joggen schwer stürzte und …? Nein, die andere. Aber lassen wir das. Momentaufnahmen taugen wenig. Es geht nicht um irgendwelche Rekorde. Es geht darum, dass Sie Ihr persönliches Wohlfühlgewicht finden und ein Leben lang dabei bleiben.

Eine gesunde, abwechslungsreiche Kost ist sehr empfehlenswert. Aber wenn sich Fettleibige sonst von Big Hamburgern, Mighty Pommes, Supersweet Cola und Extreme Ice Cream ernähren, bedeutet es für sie bereits einen Riesenfortschritt, ihre Kingsize-Portionen zu verkleinern. Sie werden dann automatisch abnehmen, auch ohne Fitnessprogramm und Vollwertkost. Solche Extremköstler würden allein schon durch Reduzierung ihrer Essensmenge gesünder. Wahrscheinlich nicht gesund, aber gesünder – denn ein Glas süße Brause ist besser als ein XXL-Becher und eine Tüte Eiscreme relativ gesünder als eine ganze Familienpackung. Die Gelenke werden es ihnen danken. Die medizinischen Laborwerte erholen sich, wenn auch nicht im wünschenswerten Umfang.

Was heißt das nun für Sie? Entscheiden Sie selbst. Weniger essen ist der Königsweg zum flachen Bauch. Falls Sie es schaffen, sich gleichzeitig auch noch mehr zu bewegen und eine abwechslungsreiche, vollwertige Kost aus naturbelassenen, biologisch angebauten Lebensmitteln auf den Tisch zu zaubern, wäre das fabelhaft. Damit würden Sie dem Ideal entsprechen.

Wenn Sie sich von den Maximalforderungen der ExpertInnen jedoch überfordert fühlen, machen Sie lieber kleine Schritte, indem Sie sich auf eine einzige Verhaltensänderung konzentrieren.

Nehmen wir an, Sie seien nun voll motiviert, Ihr Wohlfühlgewicht anzustreben. Sie trauen es sich zu. Sie sind froh, von schweißtreibenden Fitnessprogrammen freigestellt zu sein. Ihre Lieblingsspeisen weiter essen zu dürfen, wenn auch in kleineren Portionen, klingt wie Musik in Ihren Ohren. Gleich morgen fangen Sie an. Morgen? Ja, könnte gut sein.

Wenn nicht morgen, dann sicher übermorgen. Jedenfalls in den nächsten Tagen. Oder im Urlaub, der in sechs Wochen beginnt.

Wenn Sie sich in dieser Beschreibung wiedererkennen, ist dies nicht Ihr erstes Buch über das Abnehmen. In Ihrem Bücherregal stehen diverse Werke zu Diäten und Ernährungslehren, von Kochbüchern gar nicht zu reden. „Mehr essen, schlanker werden“, „Kochen ohne Lebensmittel“, „Mediterranes Heilfasten“, „Schlank im Halbschlaf“, „Bauch weg mit den Mondphasen“, „Dein inneres Kind isst mit“, „Die Doktor Dingelskirchen Wunderdiät“, „Ein Buch hat keine Kalorien“, „Ich bleib so dick, wie ich bin“, „Knäckebrot ohne Ende“: Diese und andere Titel sind nicht nur an Ihnen spurlos vorbeigegangen. (Alle genannten Buchtitel habe ich mir ausgedacht. Jede Ähnlichkeit oder Übereinstimmung mit tatsächlich existierenden Büchern ist nicht zufällig, sondern unvermeidbar.)

„Procrastination“ nennen amerikanische PsychologInnen dieses Phänomen. Auf Deutsch: Prokrastination. Oder „procrastinatio“, wie der Lateiner sagt. Soll heißen: aufschieben, vertagen. Ob in China ein Sack Reis umfällt oder jemand ein Buch liest – es läuft immer auf eines hinaus: Nichts tut sich. Es sei denn, Sie fangen noch heute an. Sofort, bei der nächsten Mahlzeit. Nehmen Sie heute ab, nicht morgen. Immer nur heute.

Entschlossenheit auf den Punkt gebracht

Die einfachste Art abzunehmen, besteht darin, weniger zu essen. Das geht überall: zu Hause, unterwegs, in der Kantine, im Urlaub ...

Kleine, sanfte Veränderungen der Essgewohnheiten sind Erfolg versprechender als solche, die Ihr Leben auf den Kopf stellen.

Wer weniger isst als bisher, nimmt unweigerlich ab. Tägliche Erfolge bei jeder Mahlzeit stärken Ihre Motivation und Ihr Selbstvertrauen.

Versuchen Sie nicht, alles auf einmal anzupacken. Sobald Sie ein paar Pfund abgenommen oder Ihr Wohlfühlgewicht erreicht haben, können Sie anfangen, sich mehr zu bewegen. Gehen Sie einfach mehr zu Fuß. Auch das „geht" überall. Bewegen Sie sich, um Freude an körperlicher Aktivität zu haben, nicht um abzunehmen.

Biologisch angebautes Gemüse und Obst schmecken in der Regel besser. Ernähren Sie sich gesund, abwechslungsreich und mit Genuss.

Beginnen Sie gleich bei der nächsten Mahlzeit, etwas für Ihr Wohlfühlgewicht zu tun, zum Beispiel indem Sie etwas weniger essen, als Sie es „normalerweise" tun würden. Egal wofür Sie sich entscheiden, fangen Sie heute damit an.

Selbstcoaching: Bin ich bereit?

Wie sicher sind Sie – auf einer Skala von 1 bis 10 –, dass Sie noch heute anfangen, so zu essen, dass Sie abnehmen?
1 bedeutet, dass Sie unter keinen Umständen sofort anfangen werden. 10 heißt, dass Sie hundertprozentig entschlossen sind, gleich bei der nächsten Mahlzeit weniger zu essen.

☐ 1 ☐ 2 ☐ 3 ☐ 4 ☐ 5 ☐ 6 ☐ 7 ☐ 8 ☐ 9 ☐ 10

Nennen Sie drei Gründe, warum Sie sofort anfangen wollen.

....

....

....

Falls Sie heute noch nicht beginnen wollen, wann dann?
(Bitte nennen Sie ein konkretes Datum.)

....

Was fehlt Ihnen noch, um ab sofort schlanker zu werden?

....

....

....

....

Wie viel möchten Sie gerne wiegen?
Wie viel wiegen Sie im Moment?

....

....

Wie wollen Sie Ihr Ziel erreichen?
Weniger essen? Eine Diät machen? Sich einer Gruppe anschließen? Sich von einer Ärztin oder einem Ernährungsberater unterstützen lassen?

....

....

....

....

Wie sieht Ihr Plan aus?

....

....

....

....

....

Wollen Sie gleichzeitig weniger essen, sich vollwertiger ernähren und sich mehr bewegen?
Wenn nicht, womit wollen Sie zuerst beginnen?

....

....

....

Was ist Ihr erster Schritt?

....

....

Wann machen Sie ihn?

....

Wie müssten Sie denken, um sich beim Essen über die kleineren Portionen zu freuen?

....

....

....

Sind Sie bereit, heute anzufangen?

....

KAPITEL

8

Gewissheit:

Ich weiß, dass ich mein Wohlfühlgewicht erreiche

HABE ICH BISHER ZU VIEL GEGESSEN?

Angesichts der vielen sich widersprechenden Medienberichte könnte man meinen, die Ursachen des Übergewichts seien unbekannt. Nahezu alles ist bereits in den Verdacht geraten, dick zu machen: zu viel Zeit vor dem Fernseher, zu wenig Bewegung, Stress, Lärm, Fast Food, versteckte Fette in Lebensmitteln, zu viel Zucker in Getränken, die Hormone, der Stoffwechsel, die Darmbakterien, der Zeitpunkt der Nahrungsaufnahme, die Kindheit, die soziale Klasse, die genetische Abstammung, die Emotionen, psychische Abhängigkeit, das Sternzeichen, Willensschwäche, Charaktermangel, Disziplinlosigkeit, Genusssucht, pathogene Einflüsse, Depressionen, Ängste, dysfunktionale Organsysteme, kurzkettige Kohlenhydrate, die Industriegesellschaft, das Auto als Verkehrsmittel, Traumata, Schilddrüsenunterfunktion, die Wechseljahre, Frustrationen, Medikamente, die Werbung, das Internet, Computerspiele und so weiter und so weiter.

Interessant ist, dass die Diagnosen und Therapien für Übergewichtige stark davon abhängen, unter welchem beruflichen Blickwinkel das Problem gesehen wird. Ärzte identifizieren krankhafte, körperliche Ursachen, legen ein Band um den Magen, verkürzen den Darm, saugen das überschüssige Fett ab.

Psychologinnen machen frühkindliche Störungen, unverarbeitete Konflikte und Stress verantwortlich für das Übergewicht. Sie verordnen eine unter Umständen Jahre dauernde Therapie.

Soziologen sehen gesellschaftliche Faktoren als die Hauptursachen des Übergewichts an und meinen, es würde verschwinden, wenn die zugrunde liegenden Missstände in der Gesellschaft beseitigt würden.

Ernährungsberaterinnen interessieren sich für den Kaloriengehalt der Lebensmittel. Sie raten von dick machender Nahrung ab und favorisieren die Schlankmacher im Kühlregal des Supermarkts.

Astrologen bestimmen die Sternenkonstellationen der Betroffenen und erkennen anhand der Sternbilder, welchen Einfluss diese ausüben und was dagegen zu tun sei.

Kein Wunder, dass so viel Verwirrung bei der Frage herrscht, warum Menschen dick werden. Wer von den unzähligen ExpertInnen hat nun recht? Wem soll man glauben? Welchen Weg muss man einschlagen, um wieder schlank zu werden?

Viele Übergewichtige sind inzwischen ratlos. Sie haben das eine oder andere probiert. Genutzt hat es auf Dauer nicht. Deshalb sind die Zweifel berechtigt. Solange diese nicht ausgeräumt sind, besteht die Gefahr, dass jeder weitere Versuch, abzunehmen, halbherzig erfolgt und bei den ersten Anzeichen von Misserfolgen abgebrochen wird. Lassen Sie uns deshalb auf den nächsten Seiten einige der verbreitetsten Zweifel untersuchen.

WARUM jemand mehr wiegt, als ihm oder ihr guttut, wird man vielleicht nie abschließend klären können. Wesentlich leichter ist dagegen die Frage zu beantworten, WIE Menschen dick werden. Darauf gibt es im Prinzip nur eine Antwort: Sie essen zu viel. Was zu viel ist, sagt der Körper mit unbestechlicher Präzision. Immer die gleichen Lebensmittel vorausgesetzt, nimmt er zu, wenn zu viel davon gegessen wird. Er nimmt ab bei einer Verringerung der Nahrungsmenge.

Dabei braucht man nicht einmal die Kalorien zu berechnen. Oft macht dies die Sache komplizierter, als sie ist. Die meisten Menschen wissen, welche Lebensmittel besonders reichhaltig sind, wovon sie zu viel zu sich nehmen und was sie verringern müssten, um schlank zu werden.

Es braucht keinen Arzt, keine Psychologin oder Ernährungsberaterin, um zu erfahren, dass Kartoffelchips, Schokoriegel und süße Limonaden in rauen Mengen nicht geeignet sind, um abzunehmen. Wer sagt da: „Ach, das ist es! Und ich dachte immer, es läge an den grünen Gurken und dem fettfreien Joghurt!“

Es braucht keinen Arzt, keine Psychologin oder Ernährungsberaterin, um zu erfahren, dass Kartoffelchips und Limonaden in rauen Mengen nicht geeignet sind, um abzunehmen.

Dass reichhaltiges Essen „füllig“ macht, weiß jeder Landwirt, der Tiere mästet – und manchmal auch sich selbst! Je nach Futter nimmt der Eiweiß- oder Fettgehalt des Fleisches zu. Früher wurden außerdem Fütterungshormone eingesetzt. Aber es geht auch ohne. Große Futtermengen und Bewegungsmangel reichen vollkommen aus, um das gewünschte Ergebnis zu erzielen.

Als noch mehr Menschen auf dem Lande groß wurden, war ihnen dieser Zusammenhang bekannt. Deshalb sagten sie: „Willst du mich mästen?“, wenn ihnen ein zweites oder drittes Stück Kuchen angeboten wurde. Über Dicke lästerten manche: „Der steht aber gut im Futter!“ Ihre Strategie, die überflüssigen Pfunde loszuwerden, war so wirksam wie lapidar: „FdH (Friss die Hälfte).“ Dem stimme ich nicht zu. Nur noch die Hälfte von allem zu essen, erscheint mir zu drastisch. Die Radikalität des

Vorschlags hat etwas für sich. Aber die Umsetzung würde genauso wie die meisten Diäten als Selbstbestrafung empfunden. Zum Erfolg fehlt die Selbstliebe.

Das Grundprinzip, die Nahrungsmengen zu verringern, um das Wohlfühlgewicht zu erreichen, ist jedoch zeitlos gültig. Unabhängig davon, welche Faktoren sonst noch zur Gewichtszunahme beitragen, ist das übermäßige Essen das letzte und entscheidende Glied in der Ursachenkette. Wenn man hier ansetzt, wird man mit Sicherheit wieder schlank werden.

IST MEIN GEWICHT MEIN SCHICKSAL?

Etwa 70 Prozent der Männer und sogar 80 Prozent der Frauen in Deutschland waren 30 Jahre oder noch länger schlank, bevor sie übergewichtig wurden, und zwar in der Regel ohne Diäten, ohne Mühe und ohne Jo-Jo-Effekte. Was ist danach passiert? Wieso werden so viele dieser schlanken Menschen später dick? Ist es das Alter? Sind es die Gene? Ein ungünstiges Schicksal? Zufall?

Diese Faktoren mögen eine gewisse Rolle dabei spielen, dass der Körper an Gewicht zulegt. Aber keiner davon ist entscheidend. Niemand wird automatisch fülliger, weil er oder sie älter wird.

Die Menge der aufgenommenen Nahrung ist für das Gewicht entscheidender als die genetische Veranlagung. Gene sagen nur, was möglich ist, aber nicht, was im Einzelfall geschieht. So könnte eine bestimmte Person beispielsweise zwischen 40 und 210 Kilogramm wiegen. Aus diesem Potenzial lässt sich nicht auf die Kilogrammzahl schließen, die sie dann tatsächlich auf die Waage bringt. Menschen haben die Wahl, ob sie dick oder schlank sein wollen. Ob sie das eine oder das andere werden, entscheiden nicht die Gene.

Die weltweit massenhaft auftretende Gewichtszunahme ist ein relativ neues Phänomen. Allein diese Tatsache spricht schon gegen die

Verantwortung der Gene für das Übergewicht. Das genetische Material verändert sich in ein oder zwei Generationen nicht in solchem Umfang.

Könnte es, abgesehen von den Erbanlagen, das Schicksal eines Menschen sein, einen hohen Body-Mass-Index zu bekommen? Ist Übergewicht womöglich unausweichlich? Falls es Schicksal ist, wer schickt? Gott? Wenn er uns nach seinem Ebenbild geschaffen hat, wie es in der Bibel heißt, ist Gott dann dick? Möchte er seine Geschöpfe gerne etwas füllig haben? Ich glaube, das müssen wir nicht diskutieren.

Zum Dicksein verdammt zu sein, ist denkbar, aber es gibt keine Beweise für eine solche Annahme. Die meisten gehen heute davon aus, es selbst in der Hand zu haben, wie sie ihr Leben auf diesem Planeten gestalten. Zu Recht! Das Körpergewicht hängt jedenfalls von sehr greifbaren Voraussetzungen ab, sodass man das Mysterium Schicksal nicht bemühen muss. Es erweist sich wie so oft als eine sich selbst erfüllende Prophezeiung. Egal ob man glaubt, man könne abnehmen oder nicht, man wird immer recht behalten.

Zum Dicksein verdammt zu sein, ist denkbar, aber es gibt keine Beweise für eine solche Annahme.

Und der Zufall? Für ihn gilt dasselbe. Ohnehin nehmen wohl nur wenige an, dass man zufällig dick wird. Auch wenn Diäten nur selten zu einer dauerhaften Gewichtsabnahme führen, so zeigen sie doch, dass es prinzipiell möglich ist, Einfluss auf seinen Taillenumfang zu nehmen.

Wenn Faktoren wie Gene, Schicksal oder Zufall also ausscheiden, woran liegt es dann, dass fast 80 Prozent der Männer über 50 einen Body-Mass-Index von mehr als 25 haben und die Frauen in Deutschland zehn Jahre später an denselben Punkt kommen?

Lassen Sie uns die Antwort finden, indem wir Vergleiche heranziehen. Warum werden so viele Menschen mit zunehmendem Alter unbeweglicher, während andere auch mit 80 noch sehr leichtfüßig und geschmeidig sind? Warum büßen die meisten die Fähigkeiten ein, die sie früher einmal besaßen, zum Beispiel ein Instrument zu spielen, eine Fremdsprache zu beherrschen oder sich an die Namen ihrer KlassenkameradInnen zu erinnern?

Zum Beispiel konnte ich mit 16 Jahren mühelos lateinische Texte übersetzen und war in vielen Kartenspielen nur schwer zu schlagen. Heute kann ich kein einziges dieser Spiele mehr spielen und Latein ist mir fremd geworden.

Das Prinzip, das darüber entscheidet, ob man seine Fähigkeiten bewahrt, heißt im Amerikanischen kurz und knapp: „Use it or lose it", auf Deutsch: „Nutz es oder verlier es". Ich habe mit 17 aufgehört, mich mit Latein zu beschäftigen, und seitdem auch nie wieder Karten gespielt. Nicht mein zunehmendes Alter hat zum Verlust dieser Fertigkeiten geführt, sondern ich habe sie schlichtweg verlernt.

Das Potenzial ist weiter in mir vorhanden. Ich traue mir ohne Weiteres zu, die durch Nichtgebrauch verloren gegangenen Fähigkeiten zu reaktivieren, wenn ich es wollte. Mein Interesse ist allerdings gleich null.

Menschen vergessen sogar ihre Muttersprache, wenn sie sie nicht mehr verwenden. Die Mehrzahl der ExilantInnen macht diese Erfahrung. SchriftstellerInnen, die auswandern müssen, haben oft große Mühe, weiter in ihrer Muttersprache zu schreiben, wenn sie es überhaupt noch schaffen.

Menschen, die nicht aufhören, ihr erlerntes Bewegungsrepertoire zu nutzen, sei es, dass sie sich im Alltag auf vielfältige Weise bewegen oder indem sie täglich Yoga oder Ähnliches praktizieren, sind im hohen Alter fast so beweglich, wie sie es als Kinder waren, manche sind sogar flexibler als in jungen Jahren.

Überträgt man das Prinzip „Nutz es oder verlier es“ auf das Essverhalten, ergibt sich die Antwort auf die Frage, warum aus schlanken Teenagern so viele dicke Erwachsene werden, von selbst. Im Alter zwischen 30 und 60 Jahren steigt die Zahl der fülligen Männer von 30 auf 80 Prozent, die der übergewichtigen Frauen im Alter zwischen 30 und 70 Jahren von 20 auf ebenfalls 80 Prozent. Innerhalb dieser Zeitspannen entwickeln die Menschen andere Gewohnheiten, was ihr Essen und Trinken betrifft, bzw. sie reagieren nicht auf die sich ändernden Bedürfnisse ihres Körpers. Im Verhältnis zu ihrem Bedarf essen sie zu viel.

Darüber hinaus verändern sie ihr Bewegungsverhalten grundlegend. Sie sitzen mehr, tanzen, singen und springen weniger. Obwohl sich also ihr Bedarf an Kalorien verringert, erhöhen sie deren Aufnahme. Die unvermeidliche Folge? Übergewicht. Mit den Genen, dem Zufall oder dem Schicksal hat dies alles, wie Sie sehen, wenig zu tun.

UND WENN ICH MICH NIE GERNE BEWEGT HABE?

Dass man sich bewegen muss, um abzunehmen, ist ein Mythos. Bewegung ist wünschenswert und in Maßen gut für die Gesundheit, aber keine Bedingung für eine schlanke Taille. Allein die Verringerung der Nahrungsmenge reicht aus, um das gewünschte Ergebnis zu erreichen.

Man sagt, dass Bewegung Appetit macht. Deshalb wird der Schlankheitsgewinn durch körperliche Aktivität nicht selten durch vermehrtes Essen nach dem Sport zunichtegemacht. Manche setzen Bewegung sogar ein, um mehr essen zu können. Weil sie joggen oder Fahrrad fahren, haben Sie ein gutes Gewissen und erlauben sich, bei den Mahlzeiten reichlich zuzulangen.

Es gibt sehr viele Schlanke, die keinen Sport treiben. Bewegungsarmut betrifft heute fast jeden in unserer Gesellschaft. Das Auto erspart die Wege zu Fuß. Der Fahrstuhl bringt einen bequem in den fünften Stock. Am Computer bewegt man höchstens die zehn Finger, oft nur zwei. Manche vergessen sogar das Blinzeln mit den Augenlidern.

Leistungssport ist ungesund. Viele Menschen, die ins Fitnessstudio gehen oder im Sportverein aktiv sind, trainieren falsch. Sie orientieren sich an den anderen. Niemand will der Letzte sein. So entsteht falscher Ehrgeiz. Anstatt sich nach dem Sport wohlzufühlen, schmerzen den SportlerInnen die Muskeln und Gelenke. Sie ignorieren dies und freuen sich, dem inneren Schweinehund eine verpasst zu haben, allerdings nur solange, bis ihnen der Orthopäde die Röntgenaufnahmen ihrer Knie zeigt.

Wie finden Sie heraus, ob Sie sich gesund bewegen? Hören Sie auf Ihren Körper. Er sagt Ihnen genau, ob Sie es über- oder untertreiben. Im Zweifel sollten Sie lieber zu wenig als zu viel machen. Beenden Sie Ihr Training, bevor Sie nicht mehr können. Gehen Sie nicht an Ihre Leistungsgrenze. Bewegungen, die wehtun, sind ungesund. Diese werden vom Körper auf Dauer nicht toleriert.

Bewegen Sie sich lieber langsam und stetig, aus purer Lust und ohne zu schwitzen. Am natürlichsten ist für Menschen das Gehen. Es genügt, mit wenigen Minuten zu beginnen. Allmählich kann man sich steigern. So bekommt der Organismus die Zeit, die er braucht, um sich höheren Anforderungen anzupassen.

Sport zu treiben, um abzunehmen, ist nicht die beste Motivation. Warum? Weil man aufhört, sobald man sein Zielgewicht erreicht hat. Sport hat denselben kurzzeitigen Effekt wie eine Diät. Beides ist nicht auf Dauer angelegt. Bewegung sollte vielmehr ein selbstverständlicher, angenehmer Bestandteil des Alltags sein – ein Leben lang. Was aber wird üblicherweise empfohlen, um abzunehmen? Diät und Sport. Wer sich nach diesen beiden Ratschlägen richtet, sehnt sich schon bald nach seinem alten Leben zurück. Früher oder später siegt der Wunsch, sich nicht mehr quälen zu müssen, und das ist gut so.

Sorgen Sie deshalb dafür, dass es Ihnen gut geht: beim Essen und danach, beim Bewegen und danach. Orientieren Sie sich am Wohlbefinden. Es weist Ihnen den Weg zu Ihrem Wohlfühlgewicht. Sie waren lange schlank, ohne zu leiden. Als Kind sind Sie spielen gegangen und als TeenagerIn tanzen. Ihr Fortbewegungsmittel waren die Füße und das Fahrrad. Ihre Hauptfreude im Leben war nicht das Essen. Sie hatten Lust auf mehr. Daran gilt es anzuknüpfen.

WAS DARF ICH NOCH ESSEN?

Ist die Vollwerternährung auf dem Rückzug? Wenn man sich das heutige Lebensmittelangebot anschaut, kann man sich dieses Eindrucks nicht erwehren. Die zahlreichen Obst- und Gemüseläden, die es bis in die 1970er-Jahre gab, sind bis auf wenige Ausnahmen verschwunden. Von den „Kartoffelkellern", in denen ausschließlich Kartoffeln und Zwiebeln verkauft wurden, ganz zu schweigen. Viele essen nur noch Pommes, und zwar als Fertignahrung.

Zwar verfügen alle modernen Supermärkte über eine Obst- und Gemüseabteilung, aber im Verhältnis zum Gesamtangebot ist diese unbedeutend. Es dominieren industriell angebaute und verarbeitete Fertigprodukte. Allein die Keks- und Schokoladenabteilung schlägt die Auswahl an Obst und Gemüse um Längen. Geht man im Discounter durch das tiefe Tal der übersüßten Limonaden, ist mit vollwertiger Ernährung endgültig Schluss. Wer macht sich noch die Mühe, Gemüse zu putzen und zu kochen oder auch nur Erdbeeren oder Ananas frisch zuzubereiten?

In Restaurants bevorzugen die Gäste Pizza, Nudeln und Steaks mit Pommes. Anspruchsvolle Restaurants setzen Gerichte wie „Medaillons vom Lamm auf Sellerieschaum an Reisrand" auf die Karte. Die Gemüsepampe erinnert dabei stark an Babynahrung.

Angesichts dieses Befunds kommt man zu dem Schluss, dass nur eine kleine Minderheit täglich die fünf Obst- und Gemüseportionen zu sich nimmt, die die Deutsche Gesellschaft für Ernährung empfiehlt.

Außerdem essen die wenigsten biologisch angebaute Lebensmittel. Gegenüber dem riesigen Sortiment an konventionell produzierter Nahrung ist das Bioangebot nach wie vor verschwindend gering. Die Zahl der Menschen, die ausschließlich Bioware kaufen, liegt im niedrigen einstelligen Bereich. Im Übrigen bieten die Bioläden ebenfalls eine Menge Fertigkost an. Der reinen Lehre entspricht das nicht.

Der moderne Lebensstil fordert seinen Tribut. Vollwert- und Biokost haben da keine Chance. Frisch verarbeitete Lebensmittel sind in Großküchen und Kantinen eine Illusion. Die zahlreichen Artikel und Bücher über vollwertige Bioernährung stehen in keinem Verhältnis zu den tatsächlichen Ernährungsgewohnheiten. Man mag dies in Zeitschriften gerne anschauen, aber leben tut man anders.

Wäre Vollwerternährung eine Bedingung, um abzunehmen, könnte man das Thema angesichts der realen Verhältnisse vergessen. Doch sind vollwertige, biologisch angebaute Lebensmittel kein Muss, wenn es darum geht, das Wohlfühlgewicht zu erreichen. Ungesunde Fertigkost macht nicht automatisch dick. Auch hier kommt es allein auf die Menge an. Man findet in Hamburger-Restaurants, an Currywurstbuden und in Dönerläden auch viele Normalgewichtige.

Erheben Sie die Ernährung mit Bio- und Vollwertkost also nicht zum Dogma. Je mehr frisches Obst und Gemüse Sie essen, desto besser. Auch dies ist wiederum mehr eine Frage der Selbstliebe als des Müssens. Biologisch angebaute Lebensmittel schmecken oft besser. Darum sollte man sich diese öfter mal gönnen. Eine abwechslungsreiche Vollwertkost erweitert das Spektrum der Genüsse. Ist das nicht Grund genug, sie zu bevorzugen?

Heftig umstritten ist die Frage, ob Übergewicht schädlich für die Gesundheit ist. Nicht einmal MedizinerInnen sind sich darüber einig. Wer sich selbst liebt, sollte sich jedoch soweit wie möglich Klarheit darüber verschaffen, ob er oder sie sich mit überreichlichem Essen und Trinken wirklich etwas Gutes tut.

Zumindest was starkes Übergewicht angeht, hat sich im Juli 2016 das Dunkel etwas gelichtet. In einer der ältesten und bekanntesten medizinischen Fachzeitschriften, „The Lancet", erschienen die Ergebnisse einer weltweiten Langzeitstudie. Sie belegen zum ersten Mal eindeutig, dass Fettleibigkeit ein hohes Gesundheitsrisiko darstellt.

Ab einem Body-Mass-Index (BMI) von 30 sinkt die Lebenserwartung um ein Jahr, ab einem BMI von 35 um drei Jahre und ab einem BMI von 40 sogar um zehn Jahre. Es geht aber nicht nur um die Zahl der Lebensjahre. Je höher das Übergewicht, desto stärker steigt das Risiko von Herzkrankheiten, Schlaganfällen, Diabetes, Krebs und Atemwegserkrankungen. Nur jeder Zweite wird mit einem BMI ab 40 älter als 70 Jahre. Das Sterberisiko bei Übergewicht ist für Männer deutlich höher als für Frauen.

Die Aussagekraft dieser Studie ist besonders hoch, weil die Daten von fast vier Mio. Menschen aus vier Kontinenten über einen Zeitraum von 45 Jahren einbezogen wurden. Weltweite Langzeitstudien sind selten. Um andere Todesursachen möglichst auszuschließen, wurden Raucher und Personen mit chronischen Krankheiten nicht erfasst.

Meldungen, wonach Übergewicht keinerlei Krankheits- und Sterberisiko bedeute, dürften damit erledigt sein. Bestätigt wurden dagegen Untersuchungen, die bereits zuvor auf den Zusammenhang zwischen bestimmten Krebsarten und Übergewicht hindeuteten.

Lange Zeit war umstritten, ob Rauchen gesundheitsschädlich ist. Einige Wissenschaftler legten ernst gemeinte Studien vor, die beweisen sollten, dass es die Gesundheit nicht beeinträchtige. Kritiker behaupteten dagegen, solche „wissenschaftlichen" Behauptungen seien von der Tabakindustrie bezahlt. Egal wie diese verharmlosenden Studien zustande kamen: Heute ist der Zusammenhang zwischen Lungenkrebs, Gefäßkrankheiten, Nervenschädigungen und dem Konsum von Tabakwaren klar.

> ***Eine abwechslungsreiche Vollwertkost erweitert das Spektrum der Genüsse. Ist das nicht Grund genug, sie zu bevorzugen?***

Eine ähnliche Entwicklung zeichnet sich ab, was das übermäßige Essen angeht. Langsam, aber sicher wird deutlich, dass es der Gesundheit schadet. Die negativen Folgen für die Gelenke, den Kreislauf, die Verdauung und die Atmung werden immer offensichtlicher.

Nicht nur, dass hohes Übergewicht das Leben verkürzen kann, scheint in diesem Zusammenhang wichtig zu sein. Es geht auch um die Frage der Lebensqualität. Viele gesundheitliche Einschränkungen werden fälschlicherweise auf das Alter zurückgeführt. In Wahrheit sind sie oft das Ergebnis einer ungünstigen Lebensweise. Menschen vergessen buchstäblich, sich zu bewegen. Sie essen und trinken zu viel, gönnen sich zu wenig Schlaf und Erholung. Stress regiert ihr Leben. Zu Unrecht wird dann das Alter verdächtigt, für die zunehmenden Krankheiten verantwortlich zu sein.

Selbstverständlich fällt niemand tot um, sobald er einen Body-Mass-Index von 25 oder 30 überschreitet. Wären die Folgen derart dramatisch und offensichtlich, gäbe es nur noch Schlanke. Das Tückische am Übergewicht ist, dass es Jahre bis Jahrzehnte dauert, bis die gesundheitlichen Schäden auftreten. Der Körper verzeiht sehr viel, jedoch nicht unendlich viel. Irgendwann präsentiert er die Rechnung für die Übel, die ihm zugefügt wurden.

So mancher Raucher hat schon gesagt: „Hätte ich gewusst, wie gut ich mich ohne Zigaretten fühle, hätte ich das Rauchen schon vor langer Zeit aufgegeben." Vielleicht sagen Sie in ein paar Wochen oder Monaten, dass Sie schon viel früher begonnen hätten, weniger zu essen, wenn Sie gewusst hätten, wie gut Sie sich ohne die überflüssigen Pfunde fühlen. Auf wie viel Kilo veranschlagen Sie Ihr Übergewicht? Verteilen Sie das entsprechende Gewicht auf zwei Taschen und schleppen Sie es eine Weile mit sich herum. Dann lassen Sie los. So ähnlich wird es sich anfühlen, wenn Sie Ihr Übergewicht loslassen.

Es lohnt sich, auf das eigene Wohlbefinden zu hören und nicht vorschnell ein höheres Lebensalter für Bewegungseinschränkungen verantwortlich zu machen.

Eine Idee davon, wie fit man noch im hohen Alter sein kann, vermittelt die Engländerin Eileen Ash. Da ein Bild mehr sagt als tausend Worte, geben Sie am besten ihren Namen bei YouTube ein und schauen sich die Videos von ihr an. Ash ist 2016 105 Jahre alt geworden. Sie trinkt fast jeden Tag zwei Gläser Rotwein, ernährt sich „vernünftig", wie sie sagt, und fährt immer noch das Auto, das sie sich mit 90 Jahren gekauft hat. Sie ist schlank, macht einmal in der Woche in einer Gruppe Yoga und pflegt ihr Haus und ihren Garten. Das Leben scheint ihr immer noch eine Menge Spaß zu machen.

100 SCHLANKE JAHRE? NEIN, 105!

Gewissheit auf die Schnelle

Warum ein Mensch übergewichtig wird, ist oft schwer zu sagen. Wie er dick wird, ist dagegen klar: durch zu vieles Essen. Wer nichts isst, verhungert. Wer weniger isst, wird schlank.

Die Gene beschreiben nur ein Potenzial. Innerhalb einer bestimmten Bandbreite kann jemand dick sein oder schlank. Beides ist möglich.

Bewegung ist keine Bedingung für eine schlanke Taille. Die natürlichste Art, sich zu bewegen, ist für den Menschen das Gehen. Dadurch wird der ganze Körper trainiert. Wenn Sie es nicht mehr gewohnt sind, zu Fuß zu gehen, beginnen Sie wieder mit ein paar Minuten und steigern Sie die Dauer langsam.

Hören Sie auf Ihren Körper. Bewegen Sie sich so, dass Sie sich wohlfühlen.

Abnehmen könnte man auch mit Hamburgern und Currywurst. Aber eine solche Ernährung wäre auf Dauer einseitig und ungesund. Biologisch angebaute Lebensmittel schmecken oft besser. Eine abwechslungsreiche Vollwertkost erweitert das Spektrum der Genüsse.

Fettleibigkeit ist ein Gesundheitsrisiko. Das zeigen neue Studien immer deutlicher. Alle gegenteiligen Behauptungen sind irreführend.

Selbstcoaching: Wem soll ich denn nun glauben?

Wem wollen Sie glauben?

....

....

Welche Methode halten Sie für die beste, um abzunehmen?

....

....

Wenn Sie zu denen gehören, die die ersten Jahrzehnte ihres Lebens schlank waren: Wie haben Sie das geschafft?

....

....

Welchen Rat würden Sie sich selbst geben, um Ihr Wohlfühlgewicht zu erreichen?

....

....

Ist für Sie eine Diät der richtige Weg? Welche?

....

....

Welchen Einfluss haben Ihrer Meinung nach Ihre Gene, Ihr Sternzeichen und Ihr Schicksal auf Ihre Figur?

....

....

Glauben Sie, dass mehr Bewegung Ihnen guttun könnte?
Macht es Ihnen Spaß, sich zu bewegen?
Wie viel Bewegung gönnen Sie sich täglich?

....

....

Essen Sie gerne Obst und Gemüse?

....

Wie viele leckere Früchte gestatten Sie sich täglich?

....

Haben Sie konventionell und biologisch angebautes Obst und Gemüse schon einmal verglichen?

....

....

Wie alt möchten Sie werden?

....

Glauben Sie, dass Sie bis ins hohe Alter gesund sein können?

....

....

Kennen Sie gesunde und schlanke alte Menschen?

....

....

....

....

Bereitet Ihnen Ihr Übergewicht Probleme? Welche?

....

....

....

....

Können Sie sich ein glückliches, gesundes Leben ohne Übergewicht vorstellen? Was wäre anders als jetzt?

....

....

....

....

Glauben Sie, dass Sie (wieder) schlank werden und ein Leben lang bleiben?

....

KAPITEL

9

Geschafft:
Ich bin endlich wieder schlank

WENN DIE ALTE JEANS (NOCH NICHT) WIEDER PASST

Es ist Ihnen gelungen abzunehmen. Sie sind auf dem Weg. Sie sehen Monat für Monat, Woche für Woche, manchmal sogar täglich die Erfolge. Nachdem Sie Ihr Wohlfühlgewicht erreicht haben, halten Sie es. Monat für Monat, Jahr für Jahr stellen Sie fest, dass Sie nicht wieder zunehmen, sondern schlank bleiben. Die gelegentlichen Mühen sind vergessen. Sie haben neue Denk- und Essgewohnheiten entwickelt. Es fällt Ihnen leicht, überflüssige Pfunde zu vermeiden. Herzlichen Glückwunsch!

Machen Sie weiter so. Ihre Waage bestätigt Ihnen, dass Ihre Einstellung und Ihr Essverhalten richtig sind. Alles, was Sie jetzt noch tun müssen, ist, auf Kurs zu bleiben.

Feiern Sie Ihre Erfolge. Aber nicht mit einem opulenten Essen. Gönnen Sie sich eine Reise oder etwas Ähnliches. Es genügt auch, wenn Sie sich ab und zu auf die Schulter klopfen und sagen: „Gut gemacht!"

Was ich eben beschrieben habe, ist der Idealverlauf. Es gibt aber noch ein zweites Szenarium: Sie nehmen nicht ab oder Sie werden dicker. Was tun? In diesem Fall führt kein Weg daran vorbei, sich auf Fehlersuche zu begeben. Verstehen Sie den Begriff bitte nicht als moralisches Urteil über Ihre Person oder Ihr Verhalten. Leider haben uns unsere Eltern und LehrerInnen oft keinen unbefangenen Umgang mit Fehlern beigebracht.

Fehler: Das Wort dröhnt in unseren Ohren. Es hat die Bedeutung angenommen von „Aus Dir wird nie was“, „Du bist ein/eine VersagerIn“, „Du bist zu faul, böse, unfähig“ (setzen Sie hier ein, was Sie immer zu hören bekommen haben)“, „Stell Dich in die Ecke“, „Geh in Dein Zimmer.“

Diese Erziehung hat dazu geführt, dass wir um jeden Preis bestreiten, etwas falsch gemacht zu haben. Die Folgen des Eingeständnisses eines Fehlers sind zu schrecklich (schlechte Note, Liebesentzug, Nichtversetzung, moralische Verdammung, Schmoren in der Hölle).

Auch wenn es schwerfällt: Befreien Sie sich von solchen Altlasten. Seien Sie ehrlich zu sich selbst. Ein Fehler ist einfach eine Rückmeldung, dass Ihre Versuche noch nicht geklappt haben. Versuchen Sie es weiter. Bleiben Sie dran. Und vor allem: Suchen Sie den Fehler. Nur so lernen Sie und können es beim nächsten Mal besser machen.

Egal ob es sofort funktioniert oder länger dauert: Sie kommen immer weiter. Im ersten Fall sowieso, im zweiten dadurch, dass Sie erkennen, was Sie noch ändern müssen, damit sich der Erfolg einstellt.

Wenn es um die Einstellung zu Fehlern geht, wird gerne die folgende Geschichte erzählt – zu Recht, denn sie ist einfach gut: Der geniale Erfinder Thomas Edison hat mit seinem Team Jahre gebraucht, um eine funktionsfähige Glühbirne zu entwickeln. Immer wieder ging etwas schief. Nachdem die unzähligen Versuche endlich von Erfolg gekrönt waren, fragte ein Reporter Edison, wie es ihm gelungen sei, die ganzen Fehlversuche zu verkraften. Edison soll geantwortet haben: „Wieso Fehlversuche? Ich habe eine Menge Wege gefunden, wie es nicht geht.“

Jeder Misserfolg hat Edison weitergebracht, weil er auf diese Weise erkannte, was er nicht wiederholen sollte. Er änderte eine Kleinigkeit und versuchte es so lange erneut, bis er am Ziel war. Das ist der richtige Umgang mit „Fehlern“. Ausdauer ist gefragt. Aber sie allein garantiert auch noch nicht den Erfolg. Es gilt, aus den „Fehlversuchen“ die richtigen Schlüsse zu ziehen.

Begeben wir uns also auf Fehlersuche, wenn es mit dem Abnehmen nicht klapp. Folgende Fragen können Ihnen dabei helfen:

Sind Ihnen die Nachteile des Übergewichts wirklich bewusst? Wissen Sie ganz konkret, wie Sie sich durch zu vieles Essen und Trinken schaden? Oder versuchen Sie, die Folgen zu ignorieren, in Abrede zu stellen oder herunterzuspielen? Haben Sie ein klares Ziel vor Augen? Wie viel werden Sie dann am Ende wiegen, wenn Sie Ihr Wohlfühlgewicht erreicht haben? Wie werden Sie aussehen? Welche Kleidergröße werden Sie tragen?

Ist Ihr Ziel realistisch? Falls Sie ein kleines Speckröllchen am Bauch haben, dürfte es kein Problem sein, dieses wegzubekommen. Wenn Sie jedoch noch nie in Ihrem erwachsenen Leben in Größe 38 gepasst haben, wäre es zu ehrgeizig, sich dies als Ziel zu setzen. Es geht um Ihr persönliches, natürliches Gewicht. Nehmen wir an, Sie hätten im Alter zwischen 25 und 35 ziemlich konstant 60 Kilo gewogen und danach bis auf 75 Kilo zugelegt. Dann können Sie wieder die 60 Kilo anstreben. Es wäre sicherlich auch okay, wenn Sie schließlich dauerhaft bei 60 bis 65 Kilo landeten. Das wären immerhin zehn bis 15 Kilo weniger als jetzt. 60 Kilo wären ideal, ein paar Kilo darüber realistisch.

Wollen Sie wirklich abnehmen oder machen Sie sich etwas vor? Sind Sie bereit, auch gelegentliche Mühen auf sich zu nehmen, um endlich wieder schlank zu sein? Sind Sie überzeugt davon, dass Sie es schaffen werden? Ist Ihnen klar, dass Sie zu Ihrem natürlichen Gewicht zurückkehren dürfen, auch wenn dies einigen Menschen in Ihrer Umgebung nicht passt? Haben Sie alle inneren Widerstände Ziel aufgegeben?

Am Anfang werden Sie vermutlich bei jeder Mahlzeit innere Widerstände spüren. Das macht nichts. Wichtig ist nur, den Versuchungen und Ausreden nicht nachzugeben, sondern ganz stur weniger zu essen.

Blockieren Ihre inneren Vorbehalte jedoch jeden Versuch, neue Essgewohnheiten zu entwickeln, müssen Sie sich damit auseinandersetzen, bevor Sie Fortschritte erwarten dürfen.

- → Was hindert Sie daran abzunehmen?
- → Was sagen Sie sich, um einfach so weiterzumachen wie bisher?
- → Stimmen Ihre Einwände?
- → Haben Sie Ihre Gründe, warum Sie nicht abnehmen können, einmal ins Gegenteil verkehrt und überlegt, ob Ihre Argumente dann genauso oder sogar mehr zutreffen?

Beispiel:
„Es ist einfach zu schwer, weniger zu essen."
Mögliche Umkehrungen:
„Es ist einfach zu leicht, weniger zu essen."
„Es ist einfach zu leicht, mehr zu essen."
Es ist einfach zu schwer, mehr zu essen."
Wie wahr ist das?

Beispiel:
„Ich war noch nie schlank."
Mögliche Umkehrungen („ich" wird zu „mein Denken"):
„Mein Denken war noch nie schlank (aufs Schlanksein ausgerichtet)."
„Mein Denken ist immer dick (so eingestellt, dass ich zu viel esse)."
Wie wahr ist das?

- → Haben Sie sich gründlich damit beschäftigt, wie Sie denken müssten, um abzunehmen?
- → Denken Sie im Moment des Essens so, dass Sie Ihr Wohlfühlgewicht unterstützen?
- → Schieben Sie das Abnehmen auf?
- → Haben Sie triftige Gründe dafür?
- → Drücken Sie sich nur vor dem Anfangen?

- → Auf welche Ausreden wollen Sie ab sofort verzichten?
- → Wie könnte Ihnen eine Gruppe, eine Ernährungsberaterin, ein Coach, eine Therapeutin oder ein Arzt weiterhelfen?
- → Erinnern Sie sich regelmäßig daran, dass Sie früher einmal schlank waren und es wieder sein können?
- → Machen Sie sich Ihre täglichen Fortschritte bewusst?
- → Messen Sie Ihre Erfolge und motivieren Sie sich damit weiterzumachen?

- → Alle Fragen laufen auf eine hinaus: Was müssen Sie anders machen, damit Sie Ihr Ziel erreichen?

DIE PSYCHOLOGIE DES ERFOLGS

Die innere Einstellung entscheidet darüber, ob man übergewichtig oder schlank ist. Eine Diät zu machen, bedeutet in der Regel, dass man sich sagt: „Okay, jetzt esse ich vier Wochen lang grüne Gurken, aber danach wieder richtig." Dann quält man sich einen Monat durch die Gurken-Diät, nimmt ein paar Pfund ab und anschließend ist man froh, wieder „normal" essen zu können. Da man das Gefühl hat, sich für die Quälerei entschädigen zu müssen, füllt man sich gleich noch mehr auf den Teller. Außerdem ist man durch die Diät tatsächlich schlanker geworden und meint, es sich jetzt leisten zu können. Wohin das führt, wissen Sie. Mit einer solchen Einstellung kann man nicht dauerhaft schlank werden.

„Du musst positiv denken", sagen manche. Ist das die richtige Einstellung? Sollte man sich einreden: „Schlank sein ist super. Ich schaffe es. Alles wird gut"? Reicht das? Was passiert, wenn man auf der nächsten Geburtstagsfeier ist und die anderen schlemmen, während man selbst den Teller nach dem ersten Hauptgericht zur Seite schiebt? Denkt man dann immer noch „Schlank sein ist super, ich schaffe es"? Mag sein, dass man es denkt, aber man ist nicht mehr davon überzeugt. Denn in Wirklichkeit glaubt man, weniger essen sei schrecklich und man werde das nicht mehr lange aushalten.

Positives Denken ist zu schwach gegen die Herausforderungen des Alltags. Das ist die Erkenntnis, zu der die Psychologin Gabriele Oettingen gelangt ist. Um ans Ziel zu kommen, muss man von vornherein Hindernisse mit einkalkulieren. Sonst ist man ihnen hilflos ausgeliefert. Während Positivdenker davon abraten würden, Schwierigkeiten vorauszusehen, weil man sie dadurch heraufbeschwört, hat Oettingen herausgefunden, dass es nicht schädlich ist, über mögliche Probleme nachzudenken. Im Gegenteil, es hilft einem sehr.

Gabriele Oettingen hat dafür eine einfache Formel gefunden. Sie besteht aus vier Schritten:

1] **Den Wunsch formulieren**
   Beispiel: „Ich will zehn Pfund abnehmen."

2] **Die Vorteile sehen**
   „Dann sind die kleinen Speckröllchen weg und ich passe wieder in Größe 40."

3] **Die möglichen Hindernisse erkennen**
   „Bei Schokoeis werde ich immer schwach."
   „Wenn ich wegen der kleinen Portionen kritisiert werde, gebe ich nach."

4] **Einen Plan machen**
   „Wenn ich Eis essen will, nehme ich Vanille. Das schmeckt mir auch und da kann ich mich besser beherrschen."
   „Wenn mich jemand wegen meiner neuen Essgewohnheiten aufzieht, sage ich mir, dass es egal ist, was andere denken."

Diese Strategie hat sich in Studien bewährt. Den TeilnehmerInnen ist es dadurch besser gelungen, ihre selbst gesteckten Ziele zu erreichen. Sich die Vorteile seines Handelns vor Augen zu halten, stärkt die Motivation. Außerdem kennt man in der Regel seine Schwächen und weiß, welche Situationen kritisch werden könnten. Wappnet man sich rechtzeitig mit praktikablen Lösungen dagegen, kann man die Schwierigkeiten bewältigen. Eigentlich ganz einfach! Aber wer macht das schon?

Der Teufel steckt im Detail, sagt man. Daher ist positives Denken zu abstrakt. Man braucht ausgefeilte Pläne, um mit den Herausforderungen fertigzuwerden. Konkrete Handlungsanleitungen sind gefragt, keine pauschale Schöndenkerei.

Trotzdem werden Sie ab und zu festellen, dass Ihr Plan zur Bewältigung der Probleme in der Realität nicht funktioniert. Heißt das, dass Sie nun gescheitert sind? Nein, Sie brauchen nur einen neuen, besseren Plan. Experimentieren Sie so lange mit Lösungen, bis Sie den kommenden Situationen gewachsen sind.

Um ans Ziel zu kommen, muss man von vornherein Hindernisse mit einkalkulieren. Sonst ist man ihnen hilflos ausgeliefert.

Je einfacher die Bewältigungsstrategien sind, desto besser. Sie haben in der „Prüfungssituation" nicht viel Zeit, um zu reagieren. Als besonders hilfreich haben sich Wenn-dann-Schemata herausgestellt nach dem Muster: „Wenn das passiert, sage ich mir dies und handle so." Beispiel: „Wenn ich am späten Abend noch Appetit habe, denke ich an die Vorteile meiner zukünftigen, schlankeren Figur und esse eine halbe Scheibe Brot mit einem kleinen Stück Käse statt der üblichen Tiefkühlpizza."

Sie können sicher sein, dass Sie beim Abnehmen in alte Gewohnheiten zurückfallen werden. Das ist normal und gehört zu den voraussehbaren Hindernissen. Denken Sie sich auch dafür einen Plan aus, beispielsweise: „Wenn ich nachts ständig wieder Schokoeis esse, kaufe ich nur noch Vanilleeis ein." „Wenn ich ein übermächtiges Verlangen nach einer großen Tüte Kartoffelchips bekomme, sage ich mir: Das geht vorbei." „Wenn ich merke, dass ich nicht abnehme, stelle ich meine Ernährung so lange um, bis sich die Erfolge zeigen."

Verankern Sie diese Notfallpläne in Ihrem Gedächtnis, damit Sie diese sofort abrufen können, wenn Sie sie brauchen. Zu diesem Zweck können Sie schwierige Situationen täglich in Gedanken durchspielen. Sehen Sie in Ihrem Kopfkino, wie Sie sie bewältigen. Mit der Zeit wird Ihnen das konstruktive Denken zur zweiten Natur. Die Rückfälle in alte Gewohnheiten werden seltener und sind tolerabel, weil Sie Ihr Wohlfühlgewicht erreicht haben und gelegentliche Ausrutscher nicht mehr ins Gewicht fallen.

Es wäre sogar eine Überlegung wert, ob Sie sich ab und zu, vielleicht ein- bis zweimal im Monat, bewusst eine Ausnahme von Ihren neuen Essgewohnheiten gestatten. Bewusste Abweichungen von Ihrem Vorhaben sind besser als solche, die Ihnen „passieren". Wer zwei Schritte nach vorn und einen zurückgeht, kommt auch ans Ziel. Es dauert nur ein wenig länger.

Einigen fällt das Abnehmen leichter, wenn sie gelegentlich über die Stränge schlagen dürfen. Es könnte allerdings sein, Sie stellen fest, dass Ihr Bedürfnis nach üppigen Mahlzeiten, nach Süßem und Fettem bereits abgenommen hat und Sie Ihre alten Ernährungsgewohnheiten gar nicht mehr mögen oder sie auch nicht mehr vertragen, weil Ihr Körper jetzt wieder deutlicher gegen den Missbrauch durch überreichliches Essen protestiert. Falls Sie merken, dass solche Ausnahmen Ihnen das Abnehmen erschweren, lassen Sie sie lieber.

AUF KURS BLEIBEN

Lassen Sie sich von Rückschlägen nicht entmutigen. Sicher wäre es leichter, wenn die Entwicklung zur schlanken Taille gradlinig verlaufen würde. Aber so ist das Leben offensichtlich nicht. Gehen Sie so schnell wie möglich wieder auf Kurs. Dann bleibt ein gelegentlicher Rückfall ohne langfristige Folgen.

Kurskorrekturen sind das Geheimnis des Erfolgs. Anders als man es erhofft, weicht man immer wieder vom rechten Weg ab. Indem man in solchen Momenten korrigierend eingreift, bleibt man auf Erfolgskurs.

Die Versuchungen sind manchmal zu stark. Genauer gesagt, werden Sie gelegentlich schwach. Sie schaffen es nicht, nach zwei Riegeln Schokolade aufzuhören, sondern essen die ganze Tafel. Ja, in ganz schwachen Augenblicken schieben Sie sogar noch eine zweite hinterher. Die alten Gewohnheiten haben sich durchgesetzt.

Das macht nichts. Korrigieren Sie Ihren Fehltritt bei den nächsten Mahlzeiten, indem Sie wieder weniger essen. Am Ende des Tages bzw. der Woche zählt die Summe. Ausschläge nach unten (Ihre Rückfälle) und nach oben (wenn Sie besonders tapfer waren) spielen auf Dauer gesehen nur eine geringe Rolle. Es kommt darauf an, was Sie in der Mehrzahl der Situationen tun.

Achten Sie in Schwächephasen besonders auf Ihr inneres Selbstgespräch. Sie werden feststellen, dass ein Teil von Ihnen Sie dazu überreden will, Ihrem Vorsatz abzuschwören. „Nur dieses eine Mal“, „Das kannst du später wieder aufholen“, „Was soll das? Ist es so schlimm, dick zu sein?“, „Sieh dir das an: Hast du schon mal ein so lecker belegtes Brötchen gesehen?“, „Stopf es rein und fertig“.

Egal was Ihnen Ihr innerer Saboteur sagt, treten Sie diesen Ausreden auf jeden Fall entschieden entgegen: „Ich habe beschlossen abzunehmen. Basta!“, „Ja, das Brötchen sieht köstlich aus, aber das ist mir egal“, „Ich bin stärker als mein Appetit/Heißhunger/Verlangen“, „Etwas Gutes tue ich mir, indem ich weniger esse“, „Die Pizza schmeckt mir sehr, aber ein Stück ist genug.“

Um die innere Diskussion abzukürzen, können Sie mit knappen Vorsatzformeln arbeiten, zum Beispiel: „Schluss jetzt“, „Es genügt“, „Ich bleibe auf Kurs.“ Derartige Vorsatzformeln haben sich im Sport und in Extremsituationen bestens bewährt. Sie eignen sich auch hervorragend für den Weg zum Wohlfühlgewicht.

Sollten Sie sich beim Abnehmen ständig gestresst fühlen, liegt es höchstwahrscheinlich daran, dass Sie zu große Schritte machen oder sich mit Ihren eigenen Gedanken in den Rücken fallen. Reduzieren Sie Ihre Portionen nicht zu stark. Seien Sie nicht zu ehrgeizig.

Von Ihren Gedanken hängt ab, ob Sie beim Abnehmen Spaß oder Stress haben. Wenn Sie sich auf Ihre schlanke Figur und die damit verbundenen Vorteile freuen, wird der Weg insgesamt leicht sein. Fast jede Woche kommen Sie Ihrem Ziel näher. Die täglichen Erfolge motivieren Sie. Sie merken, wie zielstrebig Sie sein können.

Wenn Sie dagegen keine überzeugenden Motive haben, um abzunehmen, und ständig das Verzichten beim Essen und Trinken beklagen, erleben Sie Ihr Handeln negativ. Wann immer Sie das an sich bemerken, machen Sie sich klar, warum es gut ist, schlanker zu sein, und was Sie dabei gewinnen.

Wir sind es heute gewöhnt, vieles mühelos zu bekommen. Waschmaschinen, Geschirrspüler und Staubsauger erleichtern die Arbeit im Haushalt. Die Internet-Kaufhäuser liefern fast rund um die Uhr. Jetzt bestellt, in wenigen Stunden geliefert. Wir müssen nicht einmal das Haus verlassen, um in den Genuss einer warmen Mahlzeit zu kommen. Der Pizzaservice erledigt das. Nur Essen müssen wir noch selbst. Bequemer geht es nicht.

Von Ihren Gedanken hängt ab, ob Sie beim Abnehmen Spaß oder Stress haben.

Wieder schlank zu werden, ist leider weder immer bequem noch geht es schnell. Es setzt Tugenden voraus, die vielen abhandengekommen sind. Zum Beispiel Geduld. Niemand ist über Nacht dick geworden. Deshalb geht der Bauch auch nicht sofort wieder weg. Vielmehr muss das neue Essverhalten über Wochen, Monate und manchmal Jahre beibehalten werden, bevor das Wohlfühlgewicht erreicht ist. Und auch danach kann man nicht wieder „normal“ essen, sondern muss weiter auf die Mengen achten, die man zu sich nimmt. Das ist das neue „Normal“.

Frustrationstoleranz ist hier gefragt. Nein sagen, wenn andere sich einen Nachtisch bestellen. Das wird Sie manchmal gewaltig stören. Phasen, in denen Sie scheinbar nicht weiter abnehmen. Da müssen Sie durch. Vielleicht taucht der Wunsch auf, die alten Essgewohnheiten aufleben zu lassen und wie nach einer Diät wieder ordentlich zuzulangen. Geben Sie solchen Frustfallen keine Chance, sonst kommen die Speckrollen zurück.

Wenn Sie an einem Bäcker vorbeikommen, gehen Sie vorbei. Das kann hart sein, aber es ist möglich. Sie nehmen Ihren Appetit wahr und gehen weiter. Indem Sie sich sagen, dass Sie „nur dieses eine Mal“ vorbeigehen, wird es erträglicher. Dann kommt es Ihnen nicht so vor, als würden Sie sich für alle Ewigkeit gegen üppig belegte Brötchen und Tortenstücke entscheiden. Sie behalten sich die Möglichkeit vor, beim nächsten Mal Ihren Wünschen nachzugeben. Beim nächsten Bäcker wenden Sie dieselbe Strategie an.

Ist es zu hart abzunehmen? Nein, Sie können es genauso wie viele andere vor Ihnen. Zwischen Ihrem jetzigen und Ihrem Wohlfühlgewicht stehen lediglich ein paar schlechte Essgewohnheiten, die Sie über einen längeren Zeitraum entwickelt haben und die deshalb nicht von heute auf morgen verschwinden. Sie brauchen Entschlossenheit und Ausdauer.

Ich behaupte nicht, dass es immer ganz leicht und angenehm ist abzunehmen. In manchen Momenten wird es schwer sein. Aber wenn Sie so vorgehen, wie ich es in diesem Buch beschrieben habe, überwiegt eindeutig die Freude am Wohlfühlgewicht.

Geschafft kurz gerafft

Vor den Erfolg haben die Götter Fehler, Misserfolge und Rückschläge gesetzt.

Wenn es Ihnen nicht gelingt abzunehmen oder Sie sogar weiter zunehmen, begeben Sie sich auf Fehlersuche: Was müssen Sie ändern, damit Sie Ihr Wohlfühlgewicht erreichen?

Positives Denken reicht nicht. Kalkulieren Sie Schwierigkeiten mit ein.

Halten Sie sich Ihr Ziel und die Vorteile einer schlanken Figur vor Augen.

Erkennen Sie kritische Situationen im Voraus und überlegen Sie, wie Sie diese bewältigen können.

Experimentieren Sie so lange mit Lösungen, bis Sie allen Versuchungen und Hindernissen gewachsen sind.

Kurskorrekturen sind das Geheimnis des Erfolgs.

Seien Sie besonders wachsam, wenn Sie merken, dass Ihr innerer Saboteur dabei ist, Sie von Ihren Vorsätzen abzubringen.

Selbstcoaching: Was sagt meine Waage?

Wie viel wiegen Sie heute?

....

Ist das weniger, genauso viel oder mehr als zu dem Zeitpunkt, als Sie mit der Lektüre dieses Buchs begonnen haben?

....

Wie haben Sie es geschafft abzunehmen?

....

....

....

....

Was hat Ihnen am meisten geholfen?

....

....

....

Wie erklären Sie sich, dass sich nichts geändert hat?

....

....

....

Auf einer Skala von 1 bis 10: Wie schwer finden Sie es, Ihr Wohlfühlgewicht zu erreichen?

1 bedeutet „überhaupt nicht schwer“, 10 steht für „extrem hart“.

1	2	3	4	5	6	7	8	9	10

Was könnten Sie an Ihrem Denken und Handeln ändern, damit es leichter wird?

....

....

....

Wie bereiten Sie sich auf kritische Situationen vor?

....

....

....

Wie gelingt es Ihnen, nach Rückfällen sofort weiter abzunehmen?

....

....

....

....

Auf welche Weise erkennen Sie Ihre Fortschritte an?

....

....

....

Was sagen Sie sich, wenn es vorübergehend nicht weitergeht?

Welcher Plan könnte Ihnen helfen, Hindernisse zu überwinden?
Benutzen Sie dabei folgendes Schema: Wenn (jenes Problem auftaucht), dann (wende ich diese Lösung an). Wie gehen Sie mit Rückfällen um?

Was tun Sie, um Ihren Kurs zu korrigieren, wenn Sie feststellen, dass Sie wieder zunehmen?

Sind Ihnen die Nachteile des Übergewichts noch bewusst?

Haben Sie die Vorteile Ihres Wohlfühlgewichts weiter vor Augen? Können Sie welche nennen?

Was wird Ihre Waage in drei Monaten sagen? Was in drei Jahren?

KAPITEL

10

Selbstliebe: *Ich bin glücklich schlank*

MIT DEM WOHLFÜHLGEWICHT FÄNGT ES AN

Die Süße des Lebens möchte jeder schmecken. Was immer wir tun: Im Grunde genommen streben wir stets nach Glück. Es geht nicht um Autos, Häuser und Reisen, auch nicht um Geld, Macht oder Sex, nicht einmal um Partnerschaft und Kinder. Auch das Essen und Trinken erfüllt einen anderen Zweck als das pure Überleben. Eigentlich wollen wir einfach nur glücklich sein.

Wovon versprechen wir uns dieses Glück? Das ist sehr unterschiedlich. Für die einen sind es materielle Dinge wie das schicke Auto, die neue Einbauküche oder die nächste Gehaltserhöhung. Anderen bedeutet dies nichts oder wenig. Sie interessieren sich mehr für ihren Urlaub auf Bali oder Hawaii, versuchen, auf der Karriereleiter nach oben zu klettern und dabei mehr und mehr Macht zu erringen, oder sie sind auf sexuelle Eroberungen aus.

Das Essen und Trinken nimmt eine Sonderstellung ein, weil es jederzeit sofortigen Genuss ermöglicht. Für viele gehört es zu den täglichen Freuden. Während das Reisen sich auf ein, zwei Urlaube im Jahr beschränkt, ein neues Auto nur alle paar Jahre ansteht und das Karriereende eines Tages naht, steht dem Lustgewinn durch einen Schokoriegel hier und eine Tüte Gummibärchen dort nichts im Weg.

„Noch ’n Toast, noch ’n Ei, noch ’n Kaffee, noch ’n Brei, etwas Marmelade, etwas Konfitüre“: Gleich beim Frühstück kann das Schmausen beginnen. Über den langweiligen oder stressigen Job hilft man sich mit ein paar Tafeln Schokolade hinweg. Abends als Trost für die unglückliche Ehe noch ein Gläschen Wein (es kann auch ein ganzes Fläschchen werden), quasi als Einschlafhilfe.

Vor allem aus Bequemlichkeit tritt das Essen und Trinken nach und nach an die Stelle anderer Freuden. Es ist leicht verfügbar, nicht allzu teuer und es kostet kaum Mühe, eine Tüte Chips aufzureißen und zu leeren.

Stress durch die Freude am Essen auszugleichen, ist eine verbreitete Strategie, nicht nur bei Menschen. Bereits 1976 haben Psychologen festgestellt, dass gestresste Laborratten bei einem unbeschränkten Nahrungsangebot stark übergewichtig werden, anders als ihre entspannteren Artgenossen. Nun lassen sich die in Tierexperimenten gewonnenen Erkenntnisse nicht immer auf Menschen übertragen. Allerdings haben weitere Untersuchungen den Verdacht erhärtet, dass Überlastung auch bei Menschen ein entscheidender Grund sein könnte, übermäßig zu essen und in der Folge zuzunehmen.

AmerikanerInnen, BritInnen und Deutsche sind besonders dick und sie werden immer fülliger. Ist es nur ein Zufall, dass in diesen Ländern gleichzeitig auch die Arbeitsbelastung ständig zugenommen hat? Geht die Bedrohung durch Arbeitslosigkeit, Armut und den Abbau des Sozialstaats an den Menschen spurlos vorbei? Offensichtlich nicht.

Wenn Stress und ein reichliches Nahrungsangebot zusammenkommen, ist das Übergewicht praktisch vorprogrammiert. In schwierigen Situationen neigen Menschen offenbar dazu, ihr Glück in übermäßigem Essen zu suchen. Besser wäre es, den Stress abzubauen. Das hat gleich zwei Vorteile: Man behält sein Wohlfühlgewicht und führt ein entspanntes Leben, das zahlreiche Glücksmomente kennt, die über das Essen und Trinken hinausgehen.

Der übliche Rat an Übergewichtige lautet: Diät und Bewegung. Es wird so getan, als sei Übergewicht allein ein körperliches Problem. Dass Menschen denkende und fühlende Wesen sind, wird weitgehend ignoriert. Dabei könnten der Abbau von Stress und die Zunahme von Spaß im Leben enorm viel dazu beitragen, eine schlanke Taille zu haben.

Sowohl Männer als auch Frauen sind in den ersten Jahrzehnten ihres Lebens mehrheitlich schlank. Als Kinder staunen sie noch über das Leben. Sie sind von Natur aus optimistisch. Sie erwarten Spaß und Abenteuer. Kinder, Jugendliche und junge Erwachsene haben noch Träume. Für deren Verwirklichung engagieren sie sich. Da bleibt nicht viel Zeit zum Essen. Übergewicht wäre nur hinderlich.

Dann beginnt der sogenannte Ernst des Lebens. Plötzlich geht es nicht mehr um Spaß und Spiel, sondern nur noch ums Arbeiten, Geldverdienen und Kinderversorgen. Die Träume werden begraben. Existenzängste und Pessimismus lösen den jugendlichen Optimismus ab. Stress beherrscht den Alltag und nimmt den Platz ein, den zuvor die positiven Erwartungen an die Zukunft innehatten.

Der ständige Druck ist für Körper, Geist und Seele schwer zu ertragen. Auf Dauer hält das niemand aus, jedenfalls nicht ohne Alkohol und Drogen, nicht ohne Beruhigungsmittel und andere Medikamente, nicht ohne Perversionen und Zynismus.

Warum protestieren so wenige gegen die extrem gewordene Arbeitsbelastung, die faktische Frühverrentung ab 55 und die verschleierten Rentenkürzungen? Warum engagiert sich bisher nur eine Minderheit gegen die Aushöhlung der Demokratie, die Bedrohung des Rechtsstaats und den Abbau des verfassungsrechtlich garantierten Sozialstaats? Warum entsteht keine mächtige Friedensbewegung gegen die allgegenwärtigen Kriege?

Das Bild trügt. Der Protest ist allgegenwärtig, nur in getarnter Form. Die Menschen wehren sich mit Messer und Gabel. Mit dem Löffel in der Hand stürmen sie den Kühlschrank und essen ihn leer. Sie zerfetzen das

Staniolpapier, in das die Schokoladentafeln eingewickelt sind. Wütend brechen sie die Schachteln auf, in denen die Tiefkühlpizzen stecken. Zuletzt sprengen sie mithilfe der stressbedingten Krankheiten und der Folgen des Übergewichts die Krankenkassen.

Rechnet man den galoppierenden Anstieg der Fettleibigkeit hoch, begreift man, dass auf solch subversive, fast schon konspirativ erscheinende Weise in absehbarer Zukunft tief greifende gesellschaftliche Änderungen erzwungen werden. Spätestens wenn der letzte Bürger 150 Kilo wiegt, ist das gegenwärtige, auf Stress basierende System am Ende.

Finden Sie gesündere Formen des Protests gegen den größer werdenden Stress.

So lange sollten Sie allerdings nicht warten. Falls Ihre Belastungen am Arbeitsplatz und im Privatleben so groß sind, dass Sie darauf mit übermäßigem Essen und Trinken reagieren, ist es höchste Zeit, Ihr Leben sofort zu ändern.

Lassen Sie das Wohlfühlgewicht zum ersten Schritt eines umfassenden Neubeginns werden. Sie wissen jetzt, wie Sie Ihre alten Denk- und Verhaltensgewohnheiten durch neue, schlank machende ersetzen können. Die gleiche Strategie des Umdenkens und der Verhaltensänderung ermöglicht es Ihnen, Stress abzubauen und mehr Freude in Ihr Leben zu bringen. Finden Sie gesündere Formen des Protests gegen den größer werdenden Stress.

Machen Sie es wie meine Coaching-KlientInnen. Einige haben beispielsweise erkannt, dass sie den Personen in ihrer unmittelbaren Umgebung mehr Grenzen setzen müssen. Sie haben begonnen, sich Freiräume zu schaffen und sich mehr Zeit zum Entspannen zu gönnen.

Andere haben angefangen, ihre Träume wiederzuentdecken. Nicht nur die schlanke Figur kommt wieder zum Vorschein. Auch der jugendliche Optimismus kehrt zurück. Sie essen wieder, weil sie Hunger haben, weniger zur Unterhaltung oder aus Langeweile. Stattdessen tanzen, singen und springen sie häufiger. Aus dem Ernst des Lebens wird wieder mehr Spiel.

Diese Veränderungen passieren nicht von selbst und schon gar nicht von heute auf morgen. Falls es nötig ist, einen stressfreieren Arbeitsplatz zu finden oder sogar einen neuen Beruf zu erlernen, braucht dies Zeit. Ebenso, wenn es darum geht, die Partnerschaft neu zu beleben oder sich eine bessere zu suchen, um weniger Stress und stattdessen mehr Glück in der Liebe zu erleben. Entschließt man sich außerdem noch, für eine krisenfreiere, sozialere Politik einzutreten, sollte man sich einen sehr, sehr langen Atem zulegen. In kurzer Zeit ist hier wenig zu erreichen.

Bei jedem dieser Vorhaben sind kleine machbare Schritte wirksamer als große Utopien. Die meisten überschätzen, was in einem Jahr getan werden kann, und unterschätzen, was in fünf oder zehn Jahren möglich ist. Das bloße Abnehmen ist in relativ kurzer Zeit zu verwirklichen. Das süße Leben braucht dagegen länger.

Bedenken Sie dabei zweierlei:

1. Es ist nie zu spät, glücklich und schlank zu sein.
2. Es dauert noch länger, wenn Sie heute nicht beginnen.

Selbstliebe kurz und gut

Zu einem glücklichen Leben gehört mehr als eine schlanke Taille.

Aus Bequemlichkeit tritt das Essen und Trinken oft an die Stelle anderer Freuden.

Manche Menschen essen aus emotionalen Gründen zu viel.
Sie gleichen dadurch Stress aus und verschaffen sich gleichzeitig einen schnellen Genuss.

Die besten Mittel zum Stressabbau wie zum Beispiel ein Gelassenheitstraining machen nicht dick.

Das Wohlfühlgewicht kann der Beginn eines glücklicheren, entspannteren Lebens sein.

Entdecken Sie Ihre Träume und verwirklichen Sie diese.

Selbstcoaching: Bin ich auf den Geschmack gekommen?

Wie gestresst sind Sie, gemessen auf einer Skala von 1 bis 10?

1 bedeutet, dass Stress Ihnen im Allgemeinen fremd ist.

10 heißt, dass Sie zurzeit maximal gestresst sind.

☐ 1 ☐ 2 ☐ 3 ☐ 4 ☐ 5 ☐ 6 ☐ 7 ☐ 8 ☐ 9 ☐ 10

Gibt es einen Zusammenhang zwischen Ihrem Stress und Ihrem Übergewicht?

....

Was belastet Sie am meisten?

....

....

Was können Sie dagegen tun?

....

....

Was hindert Sie, Lösungen zu finden?

....

....

....

Wie können Sie die Hindernisse beseitigen?

....

....

....

Wie glücklich sind Sie, gemessen auf einer Skala von 1 bis 10?
1 steht für „total unglücklich", 10 für „größtmögliches Glück".

1	2	3	4	5	6	7	8	9	10

Was könnten Sie sofort tun, um einen Punkt mehr zu bekommen?

....

....

Was macht Sie glücklich?

....

....

Unternehmen Sie täglich etwas, das Ihnen Spaß macht, aber nichts mit Essen oder Trinken zu tun hat?

....

Wenn nicht: Wie können Sie das ändern?

....

....

....

....

LITERATURVERZEICHNIS

Beck, Judith: *The Beck Diet Solution. Train your brain to think like a thin person*
Judith Beck ist die Tochter des Begründers der Kognitiven Therapie Aaron T. Beck. Wenn sie nicht weiß, wie es geht, wer dann? Eines der wenigen Bücher, das die Psychologie des Abnehmens darstellt. Es ist also trotz des Titels kein Diätbuch. Leider bisher nur auf Englisch.

Fredrickson, Barbara: *Die Macht der guten Gefühle. Wie eine positive Haltung Ihr Leben dauerhaft verändert*
Der Titel sagt eigentlich schon alles. Ein Buch, das das Denken, Fühlen und Handeln zum Besseren verändert. Wer sich für ein „süßes" Leben interessiert, findet hier nützliche Strategien. Geschrieben von einer der hervorragendsten Vertreterinnen der Positiven Psychologie.

Hohensee, Thomas: *Das spirituelle Wunschgewicht. Ändere dein Bewusstsein und du wirst schlank*
Als Ergänzung zum vorliegenden Buch sehr empfehlenswert. Im Mittelpunkt steht das Umdenken. Solange man sich ständig zum übermäßigen Essen überredet, ist abnehmen unmöglich.

Hohensee, Thomas: *Gelassenheit beginnt im Kopf. So entwickeln Sie einen entspannten Lebensstil*
Falls Sie Ihren Stress mit Messer und Gabel bekämpfen, finden Sie in diesem Buch alternative Strategien, die nicht dick machen.

Hohensee, Thomas: *Das Gelassenheitstraining. Wie wir Ärger, Frust und Sorgen die Macht nehmen*

Einsicht allein ändert nichts. Damit Stress ab- und Gelassenheit zunimmt, ist ein Training nötig. Dieses Buch enthält das entsprechende Programm.

Hohensee, Thomas: *Glücklich wie ein Buddha. Sechs Strategien, alle Lebenslagen zu meistern*
Anders als die meisten glauben, bestimmt die Außenwelt unser Glücksempfinden unter normalen Umständen wenig. Wir fühlen uns vielmehr so, wie wir denken. Wie sich diese Erkenntnis positiv nutzen lässt, steht in diesem Buch.

Katie, Byron: *Lieben was ist. Wie vier Fragen Ihr Leben verändern können*
Byron Katie war schwer depressiv und stark übergewichtig. Mit nur vier Fragen und einer Umkehrung ihrer Gedanken fand sie zu ihrer schlanken Figur zurück – und gewann inneren Frieden. Sehr konsequent.

Kunhardt, Gert von: *Keine Zeit und trotzdem fit. Minutentraining für Vielbeschäftigte*
In diesem Buch finden Sie ein Trainingsprogramm, das leicht im Alltag unterzubringen ist und keinen Muskelkater verursacht. Ideal für alle, die Sport hassen.

Lyubomirsky, Sonja: *Glücklich sein. Warum Sie es in der Hand haben, zufrieden zu leben*
Glück kann man lernen. Die amerikanische Psychologin Sonja Lyubomirsky weiß, wie. Wenn Sie statt Süßigkeiten in Zukunft lieber ein süßes Leben wollen, liefert sie Ihnen die nötigen Informationen.

Oettingen, Gabriele: *Die Psychologie des Gelingens*
Positives Denken genügt nicht, um ans Ziel zu kommen. Erfolge werden wahrscheinlicher, wenn man Hindernisse von vornherein in seine Planungen einbezieht. Das gilt auch fürs Abnehmen.

Das Coaching zum Wohlfühlgewicht

Mithilfe der Informationen aus diesem Buch und der Fragen am Ende jedes Kapitels können Sie sich selbst dazu anleiten, Ihr Wohlgewicht zu erreichen. Wenn Sie jedoch lieber persönlich mit einem Coach arbeiten möchten, haben Sie die Möglichkeit, Kontakt zu mir aufzunehmen. Auf meiner Website www.thomashohensee.de finden Sie die entsprechenden Daten.

Da ich vorwiegend Telefoncoaching mache, können Sie mich von jedem beliebigen Ort aus anrufen. Das Coaching findet in der Regel wöchentlich statt und dauert im Allgemeinen zehn bis 20 Stunden. Auf Wunsch kann danach in größeren zeitlichen Abständen telefoniert werden, bis Sie sich sicher sind, dass Sie Ihr Gewicht halten.

Coaching ist weder Psychotherapie noch ärztliche Beratung. Es ist nur für diejenigen geeignet, die bereit sind, konkrete Veränderungsschritte zu unternehmen. Mein Coaching ist lösungs- und ergebnisorientiert. Es geht also nicht darum, sich nett zu unterhalten (das gehört zwar auch dazu), sondern darum, dass Sie Ihr Ziel, Ihr Wohlfühlgewicht, auch wirklich erreichen.